AF348874

Boire de l'eau de mer

En tenant compte
des découvertes du Dr Hamer
sur l'auto-guérison

Boire de l'eau de mer

En tenant compte
des découvertes du Dr Hamer
sur l'auto-guérison

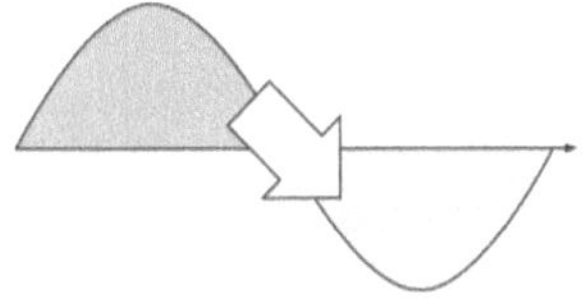

Francisco Martin

Pourquoi le sous-titre dit :
« En tenant compte des découvertes du
Dr Hamer sur l'auto-guérison » ?

Lorsque nous nous blessons, à la cicatrisation se produisent des symptômes (inflammation, picotement, rougeur, chaleur). Nous ne sommes pas soucieux car nous comprenons que ce sont des symptômes de guérison de la blessure.

De la même façon, le docteur Hamer découvrit que certaines maladies sont le symptôme de réparation d'un surmenage antérieur.

Ses découvertes nous permettent de mieux utiliser l'eau de mer : pour savoir ce que nous pouvons attendre d'elle en chaque situation.

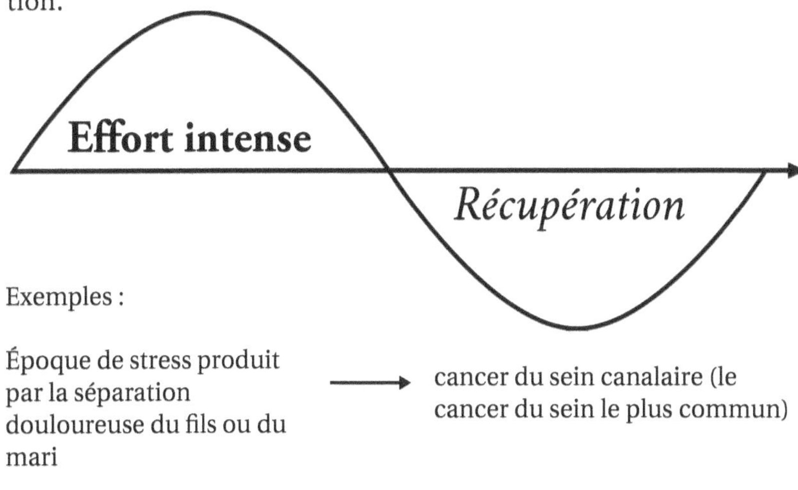

Exemples :

Époque de stress produit par la séparation douloureuse du fils ou du mari ⟶ cancer du sein canalaire (le cancer du sein le plus commun)

Nous exposer trop longtemps au soleil ⟶ rougeur, picotement, chaleur

Remerciements

À Ryke Geerd Hamer pour nous aider
à mieux comprendre notre corps,

à René Quinton pour nous découvrir
la merveille de la mer,

au docteur Maria Teresa Ilari qui, sur la terre du Nicaragua,
a réalisé les rêves de Hamer et Quinton,

et à tous ceux qui ont collaboré
à apporter l'eau de mer à tout le monde.

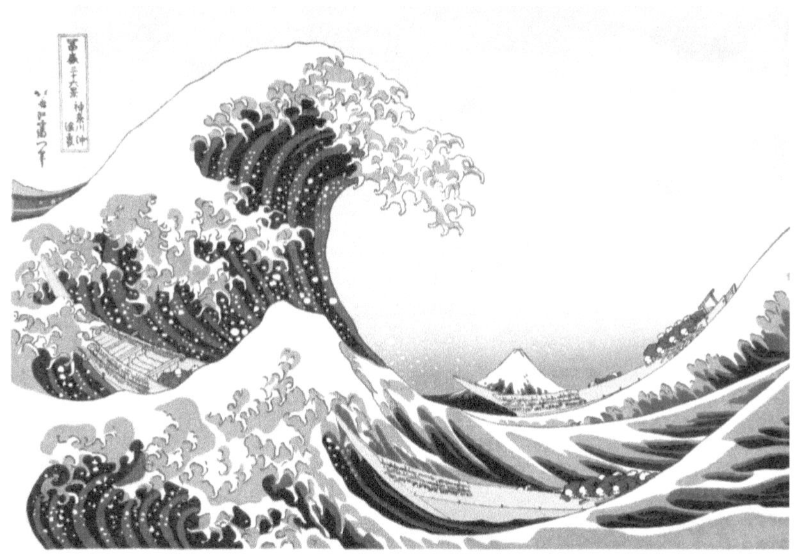

L'eau de mer est un remède très puissant,
la boire en connaissant les découvertes du Docteur Hamer,

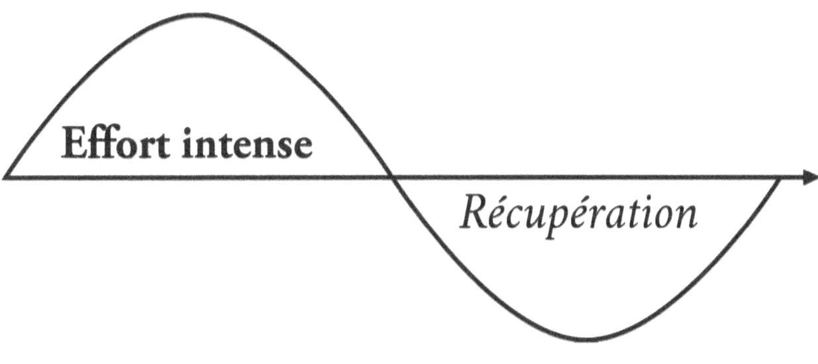

est la meilleure façon de
recouvrer la santé

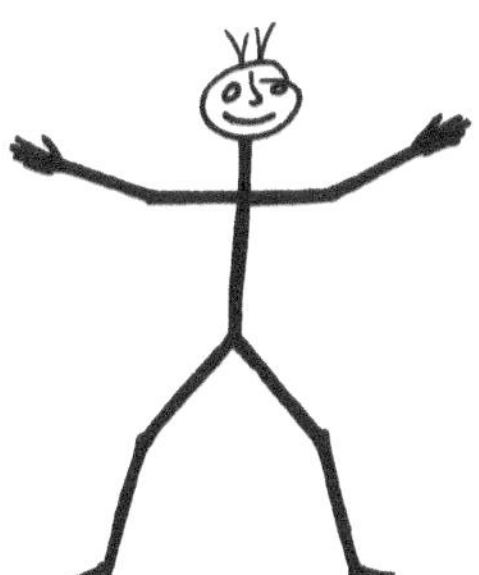

Chapitre 1

Histoire

Au début du XXe siècle, en France, beaucoup d'enfants mouraient du choléra.

René Quinton leur sauva la vie en leur injectant de l'eau de mer.

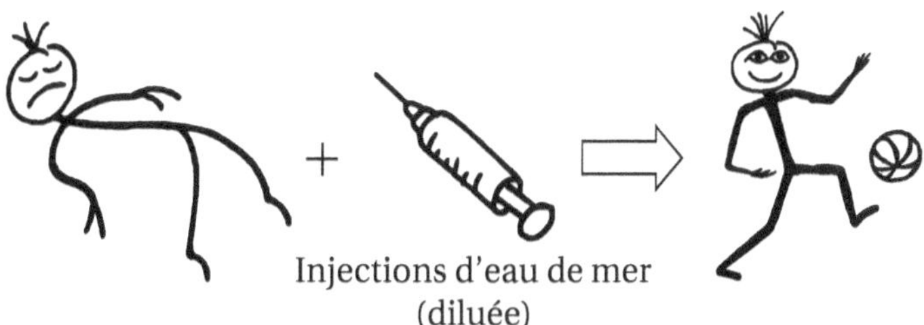

Injections d'eau de mer
(diluée)

Dès lors et jusqu'en 1980, la Sécurité Sociale prescrivait l'eau de mer (bue ou injectée).

En 1982, à cause de changements dans la législation, l'eau de mer ne fut plus considerée comme un médicament, et, depuis, en Europe il n'est pas légal de l'injecter de manière intraveineuse (juste de manière sous-cutanée et sous la responsabilité du médecin).

Parce que l'eau de mer (diluée) est identique au sérum du sang

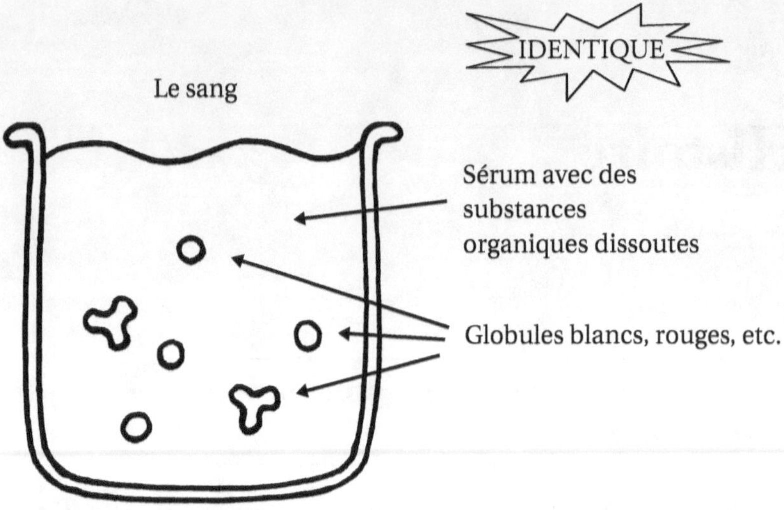

Le vade-mecum médical français de 1975 disait :

> « René Quinton a démontré, en 1904, que le *Plasma de Quinton* est identique physique, chimique et physiologiquement à notre milieu intérieur, ce qui permet d'y faire vivre dans les meilleures conditions les cellules isolées (en particulier, hématies et leucocytes) et les fragments de tissus.
>
> Il est possible de remplacer la masse sanguine d'un animal par du Plasma de Quinton sans troubles pour l'organisme. »

(Le *Plasma de Quinton* est de l'eau de mer diluée avec de l'eau de source).

Comment le démontra René Quinton ?

Il vérifia que les globules blancs du sang peuvent uniquement vivre dans de l'eau de mer.

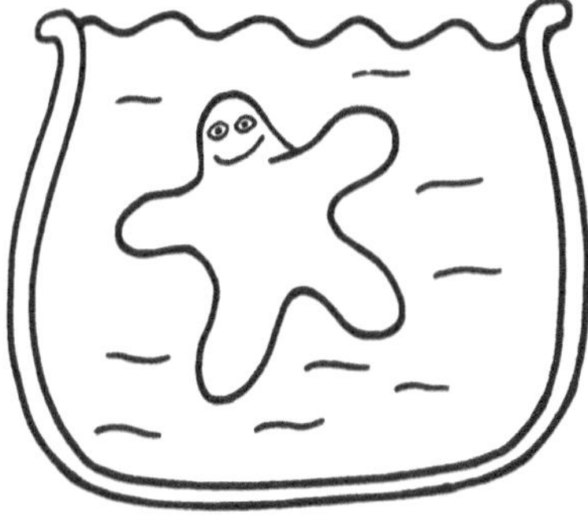

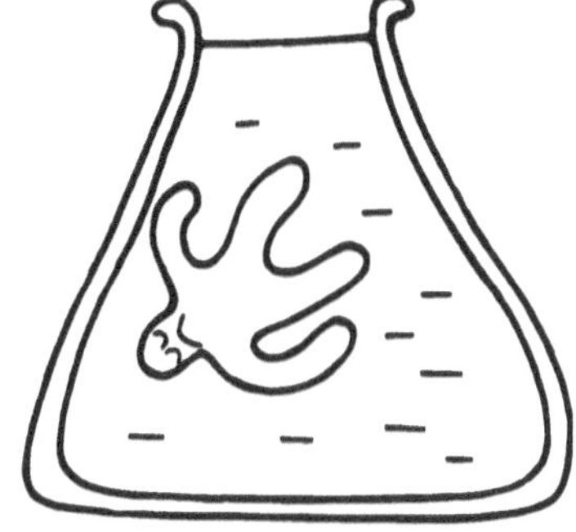

Ils vivent heureux dans de l'eau de mer diluée avec de l'eau de source.

Dans n'importe quel autre milieu, ils meurent.

Pourquoi utilisa-t-il des globules blancs ?

Comme ce sont des cellules qui vivent isolées, on démontre l'effet de l'eau de mer sans interférance avec d'autres cellules.

Comment préparer l'eau de mer isotonique

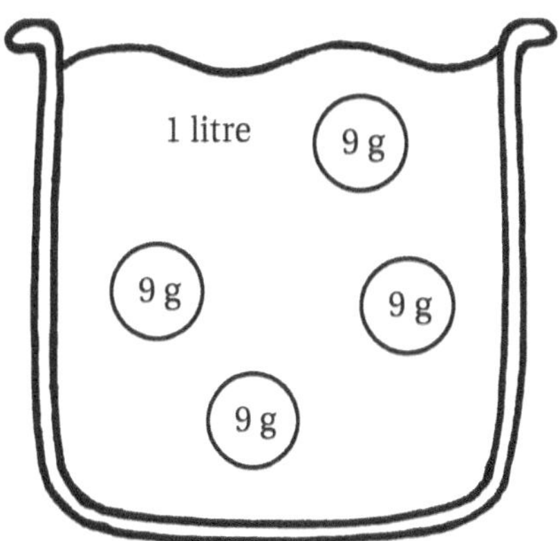

L'eau de mer contient 36 grammes de sel par litre

(9 grammes x 4 = 36 grammes)

Si nous mélangeons 1 litre d'eau de mer avec 3 litres d'eau de source,

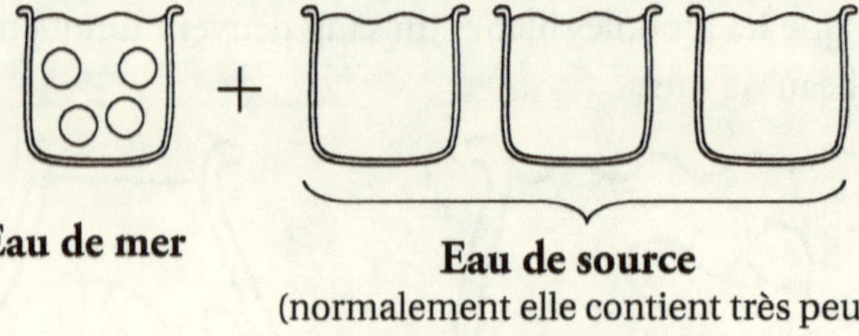

Eau de mer

Eau de source

(normalement elle contient très peu de sel, moins de 0,3 grammes par litre)

nous obtenons :

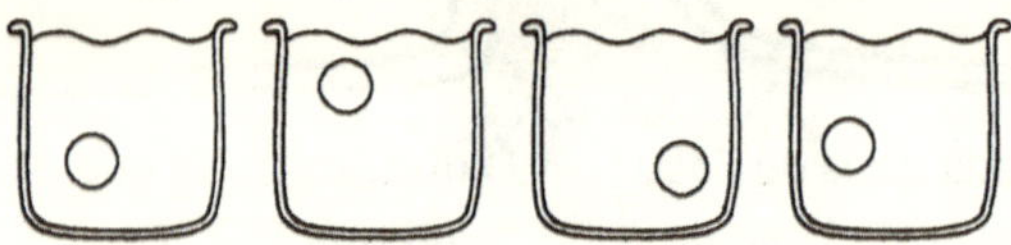

4 litres d'**eau de mer ISOTONIQUE**, correspond à la même quantité de sel présente dans le sang (**9 g de sel par litre**).

C'est cette eau de mer (où vivent les globules blancs) que René Quinton injectait aux enfants moribonds.

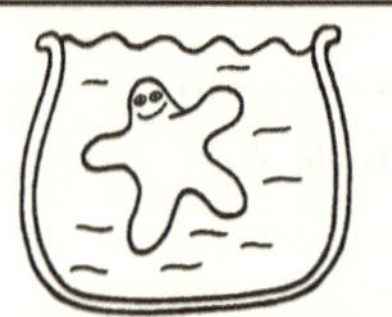

Quinton réussissait à sauver tous les enfants atteints de choléra mais il n'avait pas d'aussi bons résultats avec d'autres maladies, comme la tuberculose.

Grâce à Hamer, nous comprenons pourquoi :

- Les enfants atteints de choléra étaient seulement intoxiqués par la nourriture ou l'eau non potable

et l'eau de mer nettoie toutes les intoxications.

- Hamer nous dit que la tuberculose sont des bactéries qui détruisent les cellules fabriquées par le corps dans une phase de stress antérieure, et qui maintenant ne lui sont plus utiles.

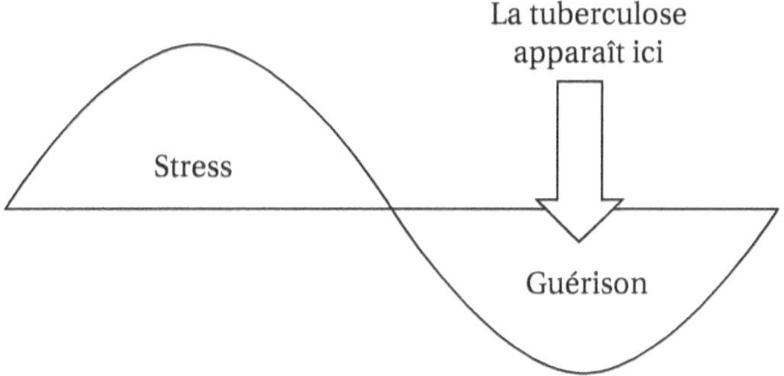

> De même que les bactéries bienfaisantes présentes dans l'intestin, les bactéries de la tuberculose sont bienfaisantes, elles agissent comme des balayeurs.

Dans ces cas nous pouvons prendre de l'eau de mer pour améliorer notre état général et accélérer la guérison.

Et si nous ne voulons plus avoir de nouveau les symptômes, nous devons éviter de rechuter dans une phase de stress.

> Toutes les phases de stress ne finissent pas par provoquer la tuberculose quand le corps se répare.

La tuberculose est comme les balayeurs ou camions poubelles qui emportent ce qui ne sert plus.

Mais alors, pourquoi les personnes mouraient de tuberculose ?

Bonne question. Avant de répondre, nous devons expliquer certaines choses en plus.

Quinton essayait d'éliminer les balayeurs et les camions poubelles.

Hamer nous explique pourquoi les balayeurs sont arrivés : parce que nous laissons des papiers ou des vieilleries abandonnées dans la rue.

Et, par conséquent, il nous explique ce que nous devons faire pour qu'ils n'apparaissent pas de nouveau avec leurs camions bruyants.

> En tant que malades, nous devons découvrir la préoccupation qui nous a rendu malades, supporter de la meilleure manière les symptômes de guérison et
>
> **nous employer à ne pas rechuter dans la préoccupation.**

(Supporter de la meilleure manière les gênes du lavage actuel et ne plus laisser de papiers ou de vieilleries dans la rue).

Résumé

> L'eau de mer est un remède très puissant

Mais, si nous avons eu une préoccupation grave, elle ne nous évitera pas d'avoir les symptômes qui se produisent lors de la guérison du corps.

Le corps produit ces symptômes quand il guérit, mais nous les aurons pendant moins de jours, avec un plus grand bien-être général.

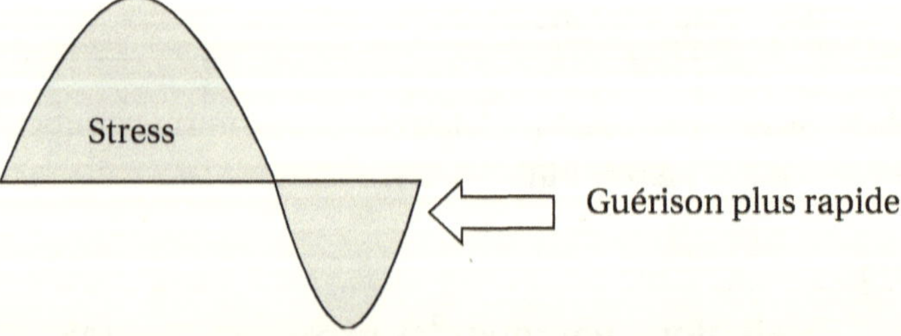

De la même manière, quand on répare des trous dans notre rue nous devons supporter quelques jours de travaux avec du bruit et des gênes.

(Si nous les empêchons, nous n'aurons jamais la rue réparée).

18

Chapitre 2

À quoi sert
l'eau de mer ?

Nous pouvons utiliser l'eau de mer :

- comme aliment
- comme prévention
- pour désintoxiquer
- pour résoudre les petites maladies
- comme aide lors de la guérison des maladies
- pour des urgences ou des malades en stade terminal

Comme aliment

> La première indication des équipes cyclistes
> professionnelles à chaque nouveau coureur est :
> « Vous devez prendre de l'eau de mer. »

C'est la meilleure boisson isotonique pour les sportifs ou quand nous transpirons beaucoup :

- Quand nous transpirons ou que nous faisons un effort physique, nous perdons des sels que nous pouvons récupérer avec de l'eau de mer.
- Au Nicaragua, les gens boivent, en général, un quart de litre

par jour (d'eau de mer telle quelle), car la température est élevée pendant toute l'année.

Nous pouvons l'utiliser comme substitut du sel dans les repas (voir plus tard pour l'utilisation culinaire).

Elle apporte également des oligoéléments (or, argent, cuivre), qui ne sont pas présents dans le sel raffiné.

Il y a des aliments transformés (comme le pain), qui se fabriquent habituellement avec du sel raffiné. Nous pouvons compenser cette carence en oligoéléments avec l'eau de mer.

Comme prévention

En prenant de l'eau de mer nous améliorons notre état général, et ainsi nous aurons un meilleur état d'esprit pour supporter les contretemps inévitables de la vie (et ne pas tomber malades à cause d'eux).
Elle peut aussi nous aider à éviter les intoxications.
Exemples :

- Si nous sommes bien nourris en iode pour avoir pris de l'eau de mer, notre corps n'a pas besoin d'assimiler plus d'iode suite à une catastrophe nucléaire. (C'est pour cela que des tablettes d'iode furent distribuées au Japon après Fukushima).
- Quand nous demandons au dentiste de nous retirer les amalgames de mercure, il est recommandé de boire de l'eau de mer avant et après l'opération, et de nous rincer la bouche avec elle pendant l'opération.[*]

Dans des pays où il y a un risque de malnutrition infantile, on donne aux enfants 3 petits verres par jour et cela donne de bons résultats.

(*) Dentiste suisse qui explique l'utilisation de l'eau de mer :
www.haroutunian.ch/depose_amalgames.htm

Dans le chapitre sur le Nicaragua on explique comment, déjà aux débuts du XXe siècle, on en buvait dans des zones côtières éloignées.

Pour désintoxiquer

Quand les gens commencent à boire de l'eau de mer, ils ressentent une amélioration de leur état général. Ils se sentent mieux et avec plus d'énergie. Le fonctionnement de tout leur corps se normalise.

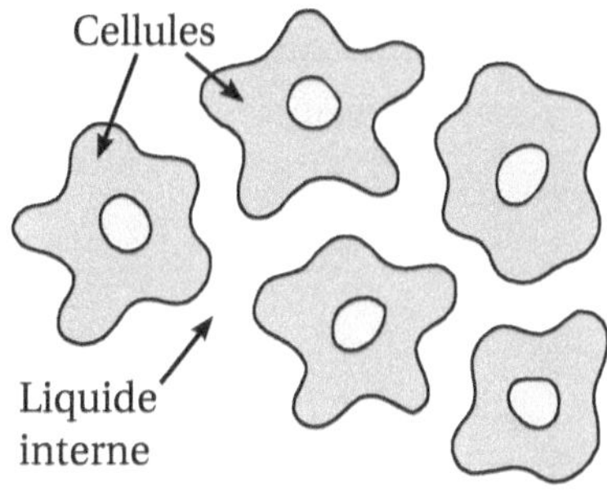

Cela est dû au fait que les cellules de notre corps sont baignées par le liquide interne et fonctionnent mieux quand celui-ci est propre. L'eau de mer est un apport de liquide propre qui fait que toutes les cellules commencent à fonctionner et effectuent chacune leur tâche.

Comme le moteur d'une voiture qui fonctionne mieux et utilise moins d'essence quand nous changeons l'huile.

L'eau de mer est particulièrement utile pour nettoyer ce liquide interne quand il est sale, intoxiqué. Que ce soit pour :

- manger ou boire des aliments avec des additifs chimiques
- avoir continuellement de mauvaises pensées
- vivre ou travailler dans des milieux contaminés
- prendre des médicaments

Ce dernier cas est le cas expliqué dans le chapitre consacré à l'utilisation vétérinaire où une chienne moribonde, intoxiquée par des médicaments, guérit en quelques heures.

Comme exemple de son pouvoir désintoxiquant, il était écrit dans les indications du vade-mecum médical français de 1975 : « solvant des antibiotiques ».

Elle lave même les intoxications héritées comme le disait également le vade-mecum : « Disparition de tares physiologiques » (héréditaires), et il y a des récits de cette utilisation dans la bibliographie [2].

Nous intoxiquons également notre corps avec les sécrétions internes d'adrénaline et d'autres hormones quand nous avons de mauvaises pensées.

Astuce

Quand nous faisons les choses à contrecœur, nous avons un sentiment de mécontentement qui nuit à notre corps et nous fatigue beaucoup.

Si nous décidons de faire les choses, il vaut mieux les faire en étant content.

Extérieurement nous pouvons nous montrer comme il convient le plus socialement, mais intérieurement, nous pouvons rester heureux.

Et ainsi nous nous fatiguons moins et nous ne nuisons pas à notre corps.

Nous nous intoxiquons avec les médicaments, les produits chimiques contenus dans les boissons et aliments (comme le sucre ou le sel raffiné), les mauvaises pensées ou voir la télé.

Voir plus d'informations sur le site internet du livre.

Si nous prenons de l'eau de mer pour nous désintoxiquer, alors il est également important d'éviter de nous intoxiquer en même temps avec tout ce qui est dit précédemment.

Pour résoudre des petites maladies

Les petites gênes se résolvent facilement avec de l'eau de mer : gastrite, constipation, insomnie, crampes,… et également les petites blessures sur le corps ou plaies dans la bouche cicatrisent mieux en les lavant avec de l'eau de mer.

> Les petites maladies peuvent être les indicatrices ou le début de maladies plus graves sur lesquelles nous devons faire des recherches.

Comme aide lors de la guérison de maladies

Les causes de nos maladies sont :

- **Nutrition insuffisante** (comme le scorbut des marins qui ne s'alimentaient pas de fruits et légumes pendant leurs longs voyages)
- **Accidents** (traumatismes, brûlures, efforts trop intenses ou nous exposer à des milieux auxquels nous ne sommes pas habitués : coups de soleil sur la plage ou en haute montagne, etc.)
- **Intoxications** (généralement à cause des médicaments)
- **Préoccupations graves** (qui nous provoquent cancer, arthrose, cataractes, etc.)

Dans ce dernier cas, les maladies nous produisent des gênes différentes suivant que nous sommes en train de les concevoir (quand nous sommes préoccupés), ou que nous avons déjà résolu la préoccupation et que le corps est en train de se remettre.

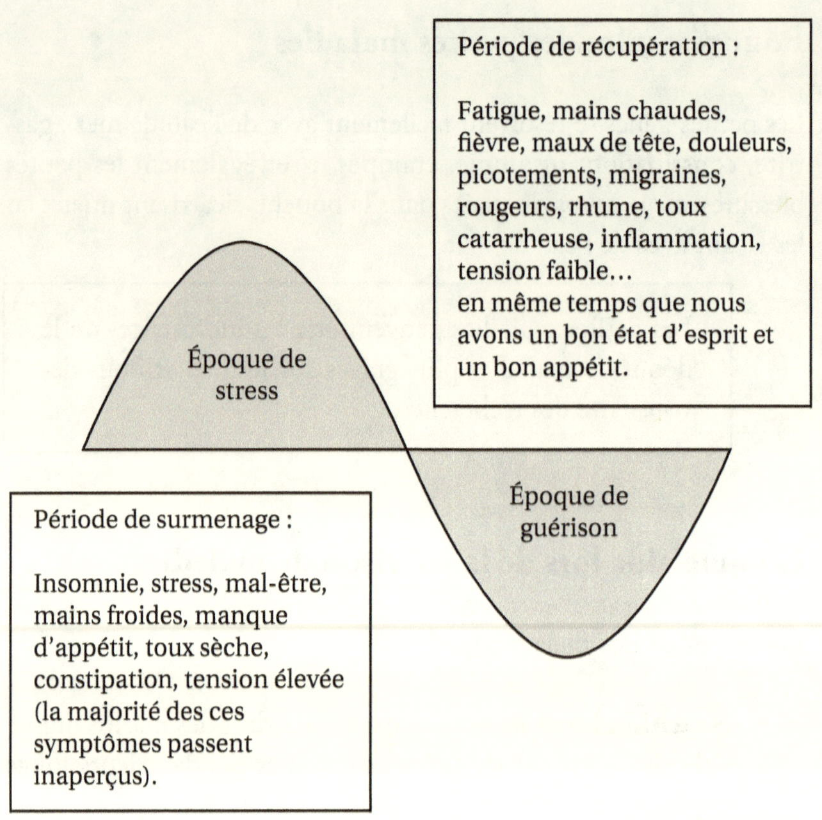

Souvent, nous ne faisons pas attention aux gênes de la première phase car nous sommes obsédés par notre préoccupation. Et ainsi nous ne donnons pas d'importance à l'insomnie ou au manque d'appétit.

Qui donne de l'importance à manger ou à dormir alors qu'il ressasse pendant toute la journée un problème grave ?

Quand nous résolvons la préoccupation, le corps commence à guérir de l'effort antérieur.

Comme nous ne sommes plus obsédés par notre problème antérieur, nous commençons à prêter attention aux autres choses. Et nous remarquons les nouveaux symptômes que le corps produit, nous les prenons, de manière erronée, pour le début d'une maladie.

Avec l'approche de Hamer nous comprenons correctement ce qu'est en train de faire le corps et comment tout a commencé.

> Certaines personnes connaissent déjà parfaitement la cause de leur maladie : « Ce cancer de l'utérus, c'est mon ex-mari qui me l'a provoqué. »

Hamer nous dit avec quel choc émotif tout a commencé et comment évolue chaque maladie. Et nous savons ce que nous devons faire, que nous soyons toujours dans la phase de préoccupation ou que nous soyons déjà dans celle de guérison.

Si nous sommes encore dans la première phase, nous devons résoudre la préoccupation pour commencer la guérison. 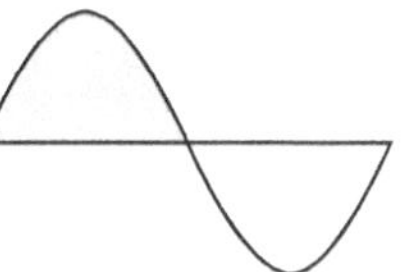

> L'eau de mer, les médicaments et beaucoup d'autres remèdes peuvent alléger ou éliminer les symptômes de la phase de stress sans que nous ayons résolu la véritable cause.
>
> Dans ces cas, nous devenons des malades chroniques, nous dépendons continuellement d'un remède ou d'une thérapie.

> Si nous avons un pneumatique de la voiture qui perd de l'air, nous pouvons le regonfler chaque matin, ou réparer la crevaison et oublier ce problème.

Si nous sommes déjà dans la phase de guérison, l'eau de mer nous la facilitera. Dans les cas les plus graves, de grosses tumeurs, il peut être nécessaire de prendre un médicament anti-inflammatoire. Ceci est détaillé plus en avant dans le texte. 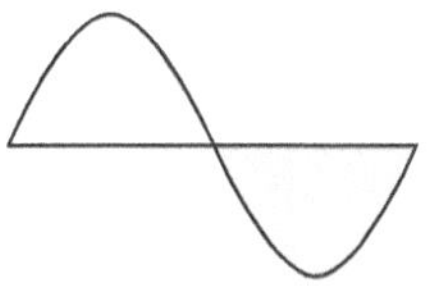

Pour des urgences ou des malades en stade terminal

Dans le cas d'une urgence ou de malades en stade terminal, l'utilisation d'eau de mer (iso-tonique) au lieu du sérum conventionnel, permet des guérisons « miraculeuses » en quelques heures, comme celles racontées par Quinton dans le livre *Le Plasma de Quinton*.

Il y narre comment des enfants moribonds, déshydratés par le choléra, ou des personnes empoisonnées recouvrent la santé en quelques heures.

Pour les transfusions elle présente des avantages importants :

- Il n'y a pas d'incompatibilité de groupe sanguin.
- Il est plus facile de s'approvisionner en eau de mer que de trouver des donneurs.
- On peut en donner aux gens qui refusent les transfusions.
- Évite le risque de transmission de maladies.

Combien devons-nous en prendre ?

Comme aliment, pour prévenir ou résoudre des petites maladies, il suffit d'en prendre une ou deux cuillères à soupe par jour.

> Si nous en prenons une plus grande quantité, notre corps peut commencer des processus de guérison importants, qui requièrent une compréhension de l'approche de Hamer pour ne pas confondre les symptômes de guérison avec une maladie.

Une fois que nous avons décidé de prendre de l'eau de mer en abondance, il n'y a pas de dose recommandée, car nous ne la prenons plus comme un médicament, mais comme un aliment ou une boisson.

Comptons-nous combien de temps nous passons au soleil ? Non. Uniquement pendant les premiers jours que nous passons à la plage.

Avec l'eau de mer il se passe la même chose. Une fois que nous avons commencé à en prendre avec la possible guérison réalisée, nous ne mesurons plus combien nous en prenons.

De la même manière que nous ne comptons pas les pommes de terre ou salades que nous mangeons.

Comme doses nutritionnelles ou préventives, le docteur Goizet recommandait, dans son livre[6] de 1871 :

- Bébés jusqu'à 6 mois : une cuillère à café (3 ml) mélangée avec du lait.
- Bébés ayant entre 6 mois et 1 an : une cuillère à café le matin et l'après-midi.
- Enfants d'un an : une cuillère à café le matin et deux l'après-midi.
- Enfants de 2 à 3 ans : deux cuillères à café le matin et l'après midi.
- Enfants de 4 à 7 ans : un petit verre (50 ml) le matin et l'après-midi.
- Enfants de 8 à 11 ans : un petit verre (50 ml) le matin et deux l'après-midi.
- Jeunes de 12 à 15 ans : un verre moyen (100 ml) le matin et l'après midi.
- Adultes : un grand verre (150 ml) le matin et l'après-midi.

La règle serait :

En prendre le plus possible tant que les excréments sont mous mais qu'ils ont une forme. (Probablement un ou deux verres d'eau de mer, sans dilution, par jour. Nous pouvons prendre cette dose diluée dans des boissons ou dans les plats lors des repas. Nous ne comptons pas dans cette dose l'eau de mer que nous utilisons pour cuisiner et que nous chauffons au-dessus de 44 degrés).

Si nous en prenons trop, les excréments deviennent liquides, nous devons alors diminuer ou annuler les prises pendant quelques jours jusqu'à ce qu'ils redeviennent normaux (et ne manger rien de cru).

Résumé

L'eau de mer est idéale dans certains cas : déshydratation, brûlures, intoxications, hémorragies,... ou dans des situations terminales.

L'eau de mer convient à de nombreuses personnes pour ses effets nutritifs et désintoxiquants.

- Prise en petites doses (une ou deux cuillerées à soupe d'eau de mer par jour) elle est nutritive et dépurative sans provoquer de grands processus de guérison (ni ses symptômes voyants : douleurs osseuses, maux de tête, inflammations, picotements,...).

  Tout commence à fonctionner normalement. Nous nous sentons légers et pleins de vitalité.

- Des doses plus grandes exigent une décision sereine du malade, peut-être qu'il sent ou qu'il a l'intuition, mieux que quiconque, qu'il doit le faire.

  Même si beaucoup de gens prennent cette décision et pour lesquels tout va bien, il est possible que cela ne nous convienne pas (voir les paragraphes suivants).

Plus nous en prenons, plus les processus dépuratifs ou de guérison seront intenses et courts.

> (Si nous sentons les symptômes de guérison, comme des maux de têtes, et que nous voulons les alléger, nous devons prendre moins d'eau de mer et nous rafraîchir la tête). (Voir le détail de cette information dans le chapitre 9 : *Guide thérapeutique pour le malade*).

L'utilisation de l'eau de mer est risquée dans les cas suivants :

- Quand le malade ne connaît pas Hamer et qu'il peut confondre les symptômes de guérison avec une nouvelle maladie.
- Ceux qui sont décrits par Hamer comme étant difficiles à traiter : comme certains problèmes psychologiques graves ou complexes.
- Quand la personne a souffert d'une préoccupation prolongée ou intense et que l'effort nécessaire à la guérison est plus important que celui que le corps peut fournir. (Voir chapitre 9).

> Dans ces cas, il faut ralentir la guérison pour que l'énergie du malade ne s'épuise pas.

Pour plus de sécurité, il faut aller voir un médecin qui connaisse l'approche de Hamer.

En voyant le scanner cérébral un expert sait quelle sera l'intensité et la durée de la phase de guérison, et s'il est indiqué de prendre des médicaments pour ralentir le processus.

Attention: les dents et les traitements dentaires sont à l'origine de beaucoup de problèmes de santé. Sourtout des "dysfonctionnalités" (pas des cancers).

(Voir plus d'informations sur le site internet du livre).

Chapitre 3

Questions pratiques

Comment prendre l'eau de mer

Nous pouvons nous baigner dedans ou nous l'introduire dans le corps par n'importe quel orifice sans aucun problème.

> La seule chose que nous **ne devons pas faire** est nous **laver le nez quotidiennement avec de l'eau de mer non diluée.**
>
> Nous pouvons l'utiliser non diluée de temps en temps, mais pas quotidiennement.

Nous pouvons la boire, nous rincer la bouche, nous la mettre dans les yeux, nous laver les conduits auditifs, etc.

> Si nous chauffons l'eau de mer au-dessus de 44 degrés, elle perd ses meilleures propriétés.
>
> Si nous voulons uniquement qu'elle soit moins froide, il faut le faire en la chauffant au bain-Marie en remuant continuellement, et la retirer avant que, en trempant le doigt dedans, elle nous brûle.[*]
>
> Les choses nous brûlent quand elles sont au-dessus de 44°.

---

[*] Nous pouvons aussi chauffer l'eau dans une couveuse (voir l'appendice 3 : *Inventions maison*).

Boisson

Nous pouvons la boire telle qu'elle est dans la mer ou diluée.

Rappelons que si nous mélangeons un verre d'eau de mer avec trois verres d'eau normale nous obtenons de l'eau de mer isotonique, qui a la même quantité de sel que les liquides de notre corps.

Comme elle a la même quantité de sel que notre corps, nous ne la sentons ni salée, ni fade, et elle ne nous donne pas soif.

Si nous prenons des liquides ou de la nourriture plus salés, ils nous donnent soif. Le corps nous demande de compenser cet excès de sel avec de l'eau normale, un fruit ou un légume.

(Voir la section qui explique ceci en détail dans l'appendice 1 : *Principe Scientifique*).

> Il est possible que des personnes malades ne se rendent pas compte que leur corps leur demande de l'eau normale. Dans ce cas, il est conseillé qu'elles prennent de l'eau de mer isotonique.

En revanche, nous pouvons prendre autant d'eau de mer isotonique que nous voulons et elle ne nous donnera pas soif.

> **Comment préparer la meilleure boisson isotonique**
>
> - Nous mélangeons dans une bouteille, trois quarts de litre d'eau normale avec un quart de litre d'eau de mer.
> - Nous pouvons lui ajouter un peu de goût avec du jus naturel ou de la panela.

C'est la meilleure boisson isotonique parce qu'elle ressemble beaucoup au liquide dans lequel baignent les cellules de notre corps. Dans cette boisson isotonique, les cellules de notre corps vivent de la meilleure des façons possibles. (Comme l'a vérifié Quinton avec les globules blancs). Dans n'importe quel autre liquide, elles meurent.

Peu importe la forme sous laquelle nous la buvons, il est conseillé de la garder en bouche avant de l'avaler.

L'idéal est de la diluer avec de la salive et l'avaler quand nous ne la trouvons plus salée.

Dans la bouche est absorbée une partie des aliments. En Inde, on dit que c'est le « prana », et c'est pour cela qu'il est recommandé de mastiquer et de ne pas avaler la nourriture avant que nous ayons absorbé toute sa saveur. Si nous sommes en train de manger un met exquis, pourquoi l'avalons-nous avant qu'il nous ait laissé toute sa saveur ?

Nous pouvons vérifier ceci, quand nous prenons une boisson alcoolisée, et que nous sentons ses effets peu de temps après l'avoir bue sans que l'intestin ait eu le temps de l'assimiler.

Les dentistes doivent prendre des précautions spéciales en retirant les amalgames pour que le patient n'absorbe pas le mercure par le palais.

De même, nous absorbons les médicaments homéopathiques par la bouche.

L'eau de mer est diurétique. Il ne faut pas en prendre avant de voyager en bus ou d'aller à un concert.

Plus nous en prenons, (qu'elle soit diluée ou telle quelle), plus nos excréments seront mous.

Nous pouvons également ajouter une petite quantité à l'eau que nous buvons normalement.

Si nous buvons de l'eau de source mise en carafe, nous pouvons ajouter une petite quantité d'eau de mer à la carafe (quelques cuillerées pour une carafe de 8 litres), et ainsi nous ne devons pas l'ajouter à chaque fois que nous nous servons.

Cette petite quantité améliore même le goût de l'eau et apporte des oligoéléments que l'eau normale ne possède pas, surtout si l'eau que nous buvons est purifiée par osmose inverse ou par distillation.

Si nous buvons de l'eau du robinet, nous pouvons remplir des carafes, leur ajouter de l'eau de mer et ensuite nous servir avec ces carafes.

Généralement, en prenant de l'eau de mer notre appétit diminue.

Mais nous ne connaissons personne qui vive uniquement en buvant de l'eau de mer.

> Il semble que, dans ce sens, nous sommes capables de choses incroyables, comme ceux qui vivent sans manger ni boire ou juste en buvant.
>
> En Europe, les cas de Thérèse Neumann et de Saint Nicolas de Flüe sont connus, ils vivaient uniquement en recevant quotidiennement le Sacrement de la Communion. Mais comme le montre le documentaire *Vivre de la lumière* de P. Straubinger (www.lightdocumentary.com), cela se produit également dans d'autres cultures du monde et aussi chez des personnes qui ne sont pas spécialement chrétiennes.

Il est possible de survivre uniquement avec de l'eau de mer pendant un temps dans des cas exceptionnels (naufrages, catastrophes,…).

Les chercheurs ont démontré les bienfaits, pour les naufragés, de boire de l'eau de mer **en petites gorgées**, pour survivre plus de temps en mer.

Rinçages et lavage dentaire

Nous pouvons l'utiliser pour nous brosser les dents et pour nous rincer la bouche.

Pour guérir des plaies dans la bouche.

Dans le cas de dents ayant des caries avancées (avec lesquelles nous avons de la sensibilité), faire des rinçages avec de l'eau de mer sert comme remède temporaire.

Et dans ces cas, chaque fois que nous prenons des aliments ou des boissons acides (comme des agrumes, vin ou bière), nous devons nous rincer la bouche avec de l'eau de mer.

> **Attention**
>
> Rappelons ce que disait Ernest Adler à propos du préjudice qu'est de « tuer le nerf » des dents. (Les dévitaliser, effectuer un « traitement de canal », endodontie).
>
> (Et Weston A. Price le disait il y a un siècle).
>
> Il ne faut pas tenter avec l'eau de mer d'éliminer des symptômes (une fistule, une douleur), qui nous indiquent un problème que nous ne voyons pas : une dent avec le nerf « tué » qui affecte le fonctionnement des organes par lesquels passe son méridien (voir le site internet du livre et [4]).

Par injection

(Rappelons qu'il n'est pas légal de l'injecter par voie intraveineuse dans l'Union Européenne).

La forme la plus commune de l'appliquer est l'injection sous-cutanée.

De manière générale, René Quinton recommandait une dose minimale de 700 ml d'eau de mer isotonique tous les cinq jours pour un adulte. (Entre un centième et un centième et demi du poids corporel) [1].

Pour des applications particulières, on mentionne des doses dans ses livres et sur le site internet canadien cité à la fin de ce chapitre.

Les détails de la procédure sont expliquées dans l'appendice 2 : *Comment faire des injections sous-cutanées*.

Dans des cas graves ou pour des urgences (hémorragies) on peut injecter des litres d'eau de mer isotonique (car elle est identique au sérum sanguin), sans affecter les reins. Dans ces cas, on injecte l'eau de mer par voie intraveineuse. (Voir le chapitre 5 : *Questions fréquentes*, traitant ce sujet).

Par l'anus

Pour l'absorber, pas pour laver les intestins

Nous pouvons utiliser une « seringue alimentaire » à laquelle nous connectons la canule d'une « poire » (pour effectuer des lavements). (La seringue et la « poire » se vendent en pharmacie, le tube en plastique dans une quincaillerie).

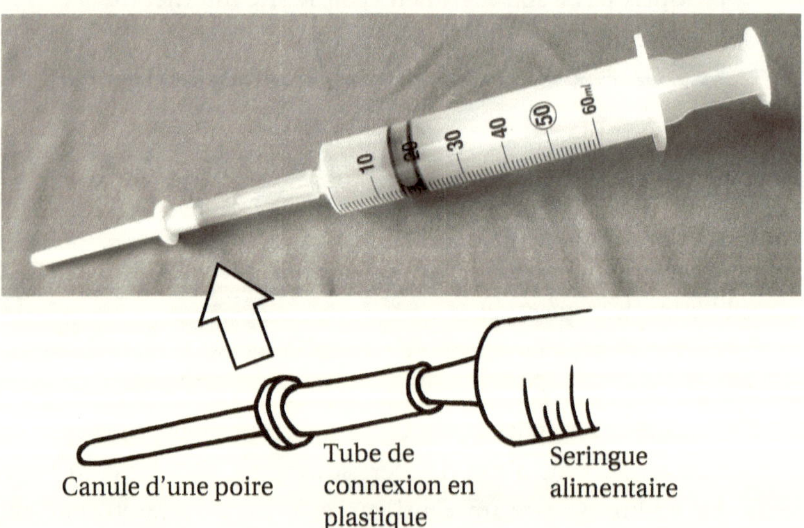

Avec la seringue nous pouvons très bien contrôler la quantité que nous introduisons.

36

Si nous introduisons une trop grande quantité d'eau de mer non diluée, le corps l'expulse obligatoirement en peu de temps.

Dans le cas de l'eau non diluée, il est indiqué d'en introduire très peu (5 ml). Ainsi nous ne l'expulsons pas.

Dans le cas d'eau de mer isotonique nous pouvons introduire de grandes quantités (500 ml) et est facile de résister à son expulsion. Dans ce cas nous pouvons utiliser simplement une « poire » pour lavements.

Avantages de cette méthode : elle est aussi efficace et a un effet presque aussi rapide qu'une injection, car l'eau ne doit pas passer par le tube digestif. Cette méthode est facile et rapide à réaliser et permet d'introduire des quantités importantes d'eau de mer isotonique.

Pour nous laver les intestins (lavement du colon)

Même si nous pouvons l'utiliser pour faire un « lavement de colon », la méthode appelée Shank Prakshalana (d'Inde) est beaucoup plus efficace parce qu'elle lave tous les intestins et pas uniquement le colon.

Elle consiste à boire des petits verres d'eau de mer isotonique à température corporelle, et à faire des mouvements simples pour favoriser son avancée dans tout le tube digestif.

Ainsi jusqu'à ce que l'eau qui sort de l'anus soit aussi propre que celle que nous buvons. (Approximativement après avoir bu 4 litres).

Comme cette méthode ne requiert pas d'appareils spéciaux, elle a l'avantage (comparée au lavement du colon) de pouvoir être réalisée à la maison.

(Plus d'informations sur le site internet du livre).

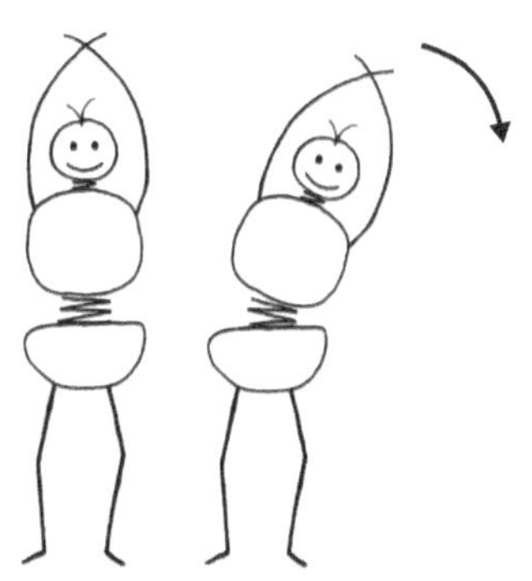

Dans les yeux

Nous pouvons nous mettre des gouttes dans les yeux avec un goutte-à-goutte, une baignoire oculaire ou nous pouvons utiliser des lunettes de piscines « à l'envers ». Au lieu de les utiliser dans la piscine pour que l'eau n'entre pas dans nos yeux, nous les utilisons hors de l'eau pour que l'eau que nous avons mise à l'intérieur ne sorte pas.

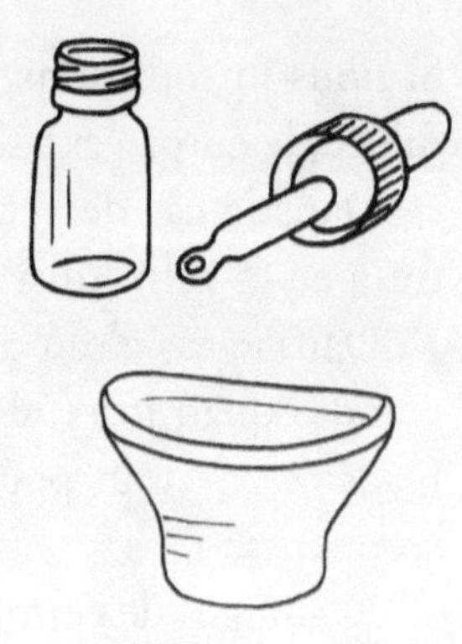

Nous les remplissons d'eau de mer et les ajustons bien aux yeux, avec les élastiques bien tendus de façon à ce que l'eau ne sorte pas.

Nous pouvons utiliser de l'eau de mer isotonique ou sans dilution. Si nous l'utilisons sans dilution, il se peut que nos yeux nous brûlent et qu'ils deviennent rouges. C'est comme ouvrir les yeux dans la mer. (Il y a des gens auxquels cela brûle, et pour d'autres non, ou seulement les premiers jours).

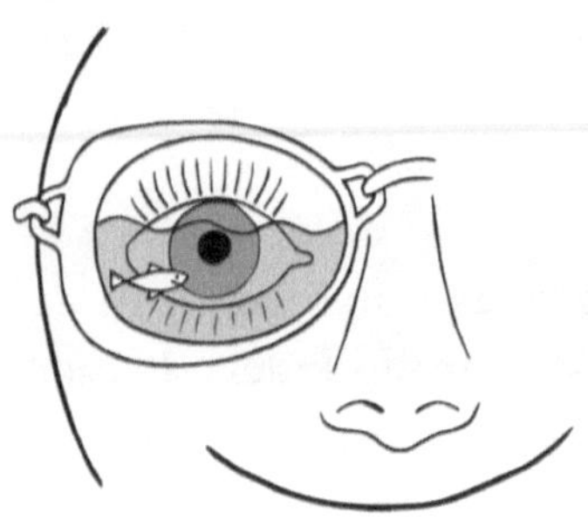

Pulvérisée

Nous pouvons utiliser un petit pulvérisateur dans n'importe quel endroit.

Si nous pulvérisons de l'eau de mer dans une pièce nous l'absorberons par le nez. Si nous nous en pulvérisons sur la peau, elle nous rafraîchit.

Les habitants des zones côtières la respirent continuellement de cette manière puisque la brise marine emporte des gouttelettes d'eau de mer vers l'intérieur. De même pour les voyages en mer. C'est pour cela qu'autant de fers s'oxydent sur la côte.

Laver l'intérieur du nez

Traditionnellement on faisait ce qui en Inde s'appelle « Jala Neti », qui consiste à utiliser une théière pour introduire l'eau par une narine et l'expulser par l'autre, mais il est plus commode d'utiliser une seringue alimentaire comme celle décrite précédemment.

Pour une utilisation occasionnelle nous pouvons la diluer à moitié.

> Pour une utilisation quotidienne il faut utiliser l'eau de mer isotonique

> Dans la clinique du docteur Pros à Barcelone, on offre différents traitements avec de l'eau de mer vaporisée pour les maladies respiratoires et de l'oreille. (www.doctorpros.com)

Laver les conduits auditifs

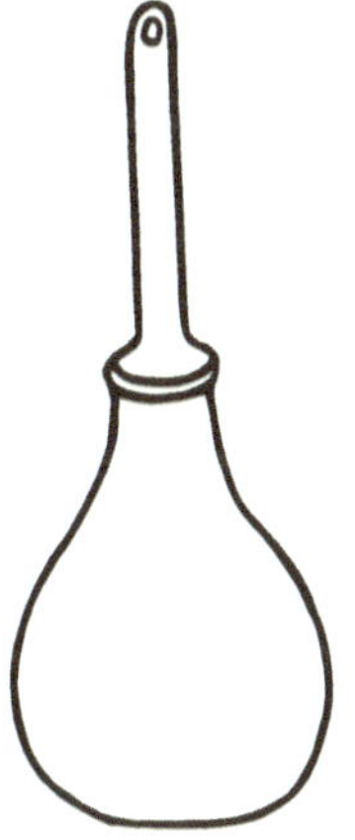

Pour laver les bouchons de cérumen des conduits auditifs, en étant debout, nous introduisons l'eau de mer avec une poire ou une seringue sans aiguille et nous attendons qu'elle sorte normalement. Nous nous l'appliquons trois fois par jour et l'eau de mer dissoudra le cérumen.

Nous pouvons aussi nous mettre quelques gouttes dans le conduit auditif avant de nous coucher, pour que la cire se dissolve. (Et nous allonger du côté opposé au conduit bouché).

Bain

Quand nous nous baignons dans la mer, nous absorbons de l'eau par la peau de la même manière que nous absorbons n'importe quelle crème que nous nous appliquons.

Si nous utilisons des huiles et des crèmes qui ne partent pas avec l'eau, nous empêchons notre peau d'absorber l'eau de mer.

Si nous voulons prendre des bains d'eau de mer chaude à la maison, nous pouvons construire un « ofuro ». (Voir explications dans l'appendice 3).

> **Chute des cheveux**
>
> Dans le livre du docteur Goizet [6] est décrit le cas d'une personne qui avait complètement perdu ses cheveux. Pendant un voyage de cinq mois en mer, il se douchait deux fois par jour avec de l'eau de mer, et en plus il se frictionnait la tête, le matin et l'après-midi, avec de l'eau de mer. À la fin du voyage, sa tête était recouverte d'une chevelure abondante. (Voir la mention complète sur le site internet du livre).

Où s'en procurer ?

Nous pouvons en prendre sur n'importe quelle plage où elle semble propre et ne sent pas mauvais.

Si nous la prenons lors de la période des bains il peut y avoir des crèmes solaires qui flottent à la surface de l'eau. Pour les éviter, nous plongeons la bouteille fermée et, sous l'eau, nous l'ouvrons et la laissons se remplir.

Si nous pouvons nous approvisionner avant la période des bains, nous nous épargnons ce soin.

Près de l'embouchure des rivières et des villes, il vaut mieux ne pas la prendre.

Exemple d'eau de mer, transparente et propre, prise sur le bord de la plage. On l'a laissée reposer pour que tout le sable qu'elle contenait reste au fond. Très propre, sans aucune filtration ni traitement. Si vous avez une barque ou si quelqu'un peut vous en apporter du large des côtes, c'est mieux. Mais sinon, celle du bord de la plage a toutes les propriétés.

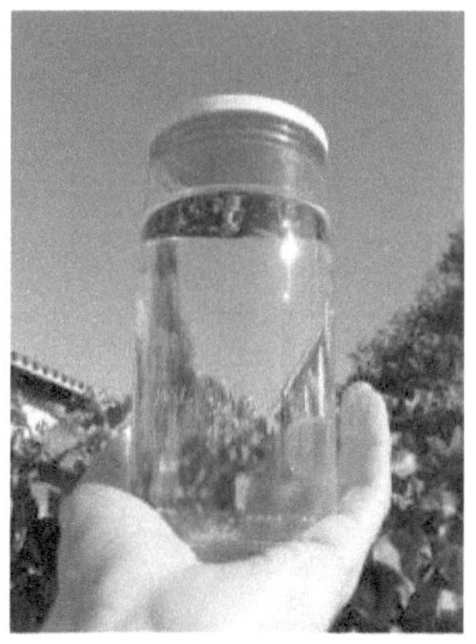

Conservation

Elle se conserve indéfiniment à l'abri du soleil et sans glacière.

Elle s'abîmera et sentira mauvais si quand nous la prélevons elle contient beaucoup d'algues et que nous ne la filtrons pas. Si elle est dans cet état nous pouvons la donner aux plantes en la diluant avec de l'eau normale.

Où l'acheter

Nous devons appeler les entreprises pour connaître leur point de vente le plus proche de notre domicile. Les grandes entreprises effectuent des commandes internationales.

Quand on vend eau de mer "hypertonic" veut dire de l'eau de mer telle quelle. "Isotonic" veut dire "isotonique" : eau de mer diluée (voir page 16).

En France

- www.techsealab.com/alimentaire 3 € le litre.
  Boutique: oceanik.fr

- www.source-claire.com (distribue les produits Quinton.es, 100€ le litre, qualité pharmaceutique).
- www.laboratoires-superdiet.fr (cherchez Oligocean®).
- boutique.csbs.fr 19 € le litre (bouteille en verre).

En Suisse

- www.quinton.ch (produits Quinton®).

Au Canada

- www.oceanplasma.net (attention : traitée avec de l'ozone, non recommandé par la EFSA. Voir plus d'informations sur le site web du livre).
- www.shopbiocean.com (marque Biocean®, 80 USD le litre).

En Italie

- aquamarina.info 2 € le litre.
- www.steralmar.it 1,5 € le litre (attention : traitée avec des résines échangeuses d'ions).

En Espagne

- www.aguademar.com.es (la plus grande entreprise) 1 € le litre.
- www.ibizayformenteraaguademar.com
- www.aquademar.eu
- www.aguademarsietemares.com (attention : traitée avec des résines échangeuses d'ions).
- www.quinton.es (qualité pharmaceutique) 100 € le litre.
- aguademar.es (traitée avec des résines échan-geuses d'ions).

En Allemagne

- Biomaris www.biomaris.com 10 € le litre.

Au Mexique

- www.facebook.com/AguaDeMarEmbotellada
- aquamarinaelaguadelasalud.jimdo.com
- www.quintonmexico.com

En Colombie

- www.amarisagua.com

En Argentine

- www.pranamaraguademar.com

Aux États-Unis d'Amérique

- www.plasmaquinton.com (vend les produits Quinton.es mais seulement par l'intermédiaire de professionnels de la santé).

Par internet

- www.farmacia-internacional.net (envoie les produits Quinton.es à tout le monde).

Dans quelques pays on trouve en vente de l'eau de mer partiellement dessalée. Elle peut servir pour les gens qui vivent loin de la mer ou qui ne connaissent pas encore les bienfaits de l'eau de mer dans son état naturel :

- www.destinydeepseawater.com (États-Unis d'Amérique)
- www.hawaiideepseawater.com (États-Unis d'Amérique)
- www.63water.com (Brésil)
- www.ako-kasei.co.jp (Japon)

- **www.Oceanplasma.org**
  Site web très complet de médecins du Canada qui utilisent l'eau de mer.

- **www.the-savoisien.com/wawa-conspi/ viewtopic.php?id=1937**
  Site web qui contient des adresses de médecins qui utilisent l'eau de mer en France pour traiter les hernies discales.

- **www.youtube.com**
  On y trouve des vidéos du Dr Epineuze qui appliquait des piqûres sous-cutanées pour guérir 100 % des hernies discales non opérées (chercher *Epineuze*).

- **www.laboratoiresquinton.com** (en français, anglais, espagnol).

- **www.Oceanplasma.net** (en anglais).

- **www.martin13.fr** (page web de ce livre).

Chapitre 4

Cuisiner avec de l'eau de mer

Partout se trouvent des recettes traditionnelles avec de l'eau de mer.

- Les pêcheurs normands et leur maquereau cuit à l'eau de mer.[*]
- Les pêcheurs du Sud de l'Italie et leur *freselle* ou *frisa*, qui sont des pains sans sel cuits deux fois, que les pêcheurs mouillent avec de l'eau de mer avant de les manger.
- Le *pulpo á feira* du Nord-ouest de l'Espagne.
- Les *papas arrugadas* des Iles Canaries.

Actuellement elle est utilisée dans beaucoup de restaurants pour cuisiner le poisson ou les fruits de mer ou simplement pour les laver.

Dans un prochain passage s'expliquent des astuces pour cuisiner avec elle sans la chauffer. Ainsi nous obtenons deux bénéfices :

- En ne la chauffant pas au-dessus de la température corporelle (si elle nous brûle), elle garde ses meilleures propriétés.
- En évitant qu'elle s'évapore en la faisant bouillir, nous en utilisons moins.

(*) chezmonpoissonnier.fr/recette-traditionnelle-bouonia-maquereaux/

Pour cuisiner avec elle nous devons prendre en compte la quantité d'eau des ingrédients (et bien sûr, ne pas rajouter de sel).

C'est-à-dire :

- Si nous faisons un plat de pommes de terre et de courgettes, nous utilisons une moitié d'eau de mer et l'autre d'eau normale, car les pommes de terre et les courgettes sont des ingrédients qui ont beaucoup d'eau.
- Pour cela, une fois que nous avons frit tous les ingrédients (ails, oignons, pommes de terre, etc.) nous ajoutons l'eau normale et l'eau de mer de sorte qu'elles les recouvrent. Quelques minutes avant d'éteindre le feu, nous ajoutons les courgettes et d'autres légumes tendres.
- Si nous faisons une paëlla juste avec du riz (qui n'apporte absolument pas d'eau), nous mettons une part d'eau de mer pour cinq parts d'eau normale. Si nous la faisons avec des légumes (qui apportent de l'eau), nous mettrons plus d'eau de mer (moitié/ moitié).
- Les « papas arrugadas » (pommes de terre en robe des champs), une fois lavées et avec la peau, cuisent dans l'eau de mer. Quand elles sont cuites, on les égoutte et on remet les pommes de terre sur le feu, en les remuant pendant 1 ou 2 minutes jusqu'à qu'elles soient totalement sèches. Elles se mangent avec notre sauce préférée.

Boissons et plats froids

Jus de fruits

- Le goût du fruit cache l'amertume de l'eau de mer. Par exemple, mettons dans un verre le jus d'orange pressée et ajoutons-y un tiers d'eau de mer. L'eau de mer ne se sentira pas du tout et le jus sera même meilleur.

  Nous pouvons aussi goûter avec des bananes triturées ou d'autres jus.

Sangria

- Elle se prépare de la même manière qu'un jus de fruit en ajoutant du vin rouge.

Limonade

Si nous préparons, par exemple, 300 ml de limonade (de l'eau plus du jus de citron), nous ne mettrons pas plus de 100 ml d'eau de mer. Si nous en mettons plus, nous aurons soif (d'eau normale).

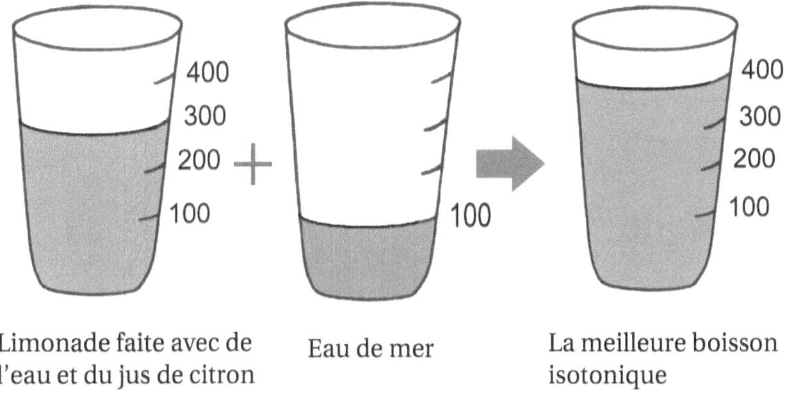

Limonade faite avec de l'eau et du jus de citron

Eau de mer

La meilleure boisson isotonique

De cette manière, nous sommes en train de préparer la meilleure boisson isotonique que nous pouvions imaginer.

Bien entendu, pour adoucir nous n'ajoutons pas de sucre. Nous pouvons ajouter de la panela (rapadura, piloncillo, chancaca), qui est le jus de la canne à sucre non raffiné, et qui garde toutes ses vitamines et minéraux (plus d'information sur le site internet du livre). On en trouve dans les magasins de commerce équitable (en poudre), en grande surface et dans les magasins de produits d'Amérique latine (en plaque).

Bière

- Si nous en ajoutons une très petite quantité à la bière, elle lui donne plus de corps. Si l'enthousiasme dû au résultat nous conduit à en boire trop et que nous nous sentons mal le jour suivant, nous pouvons prendre de l'eau de mer pour aller mieux. (Cela ne doit pas être une excuse pour boire trop).

Gazpacho

- Une fois tous les ingrédients mixés, nous ajoutons de l'eau de mer comme l'indique le dessin ci-dessous.

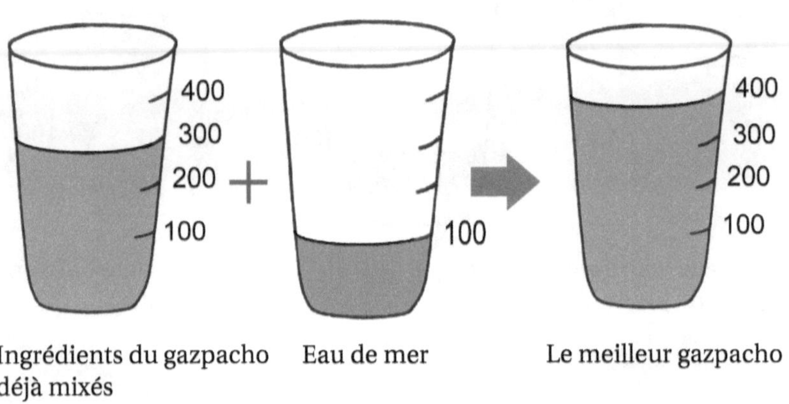

Ingrédients du gazpacho déjà mixés

Eau de mer

Le meilleur gazpacho

Sandwich

- Nous utilisons du pain sans sel (normalement le pain se fait avec du sel raffiné) et nous ajoutons en vaporisant dessus de l'eau de mer.

Pain avec de la tomate

- En Catalogne il est typique de tartiner des tranches de pain avec des tomates mûres coupées en deux et ensuite de les assaisonner avec un peu d'huile et de sel.

Si nous utilisons du pain sans sel déjà sec et dur, en plus de tartiner de la tomate nous pouvons l'asperger avec un peu d'eau de mer avant de mettre l'huile.

Salades

- Nous pouvons les assaisonner avec de l'eau de mer à la place du sel.

    Autant pour les sandwiches que pour les salades, nous pouvons utiliser un pulvérisateur pour mieux contrôler la quantité ; et il est préférable d'appliquer l'eau de mer avant les autres assaisonnements : huiles ou sauces, sinon, l'eau glisse et n'imprègne pas les feuilles.

Salade de fruits (macédoines)

- Une fois le fruit pelé et coupé en morceaux nous pouvons l'assaisonner à l'eau de mer avec un pulvérisateur. L'eau de mer rehausse le goût du fruit.

    (Si nous n'avons pas d'eau de mer, nous pouvons saupoudrer un peu de sel marin).

Plats chauds

Comme l'eau de mer perd ses meilleures propriétés lorsqu'elle est chauffée au-dessus de 44 degrés, pour préparer des plats chauds nous devons utiliser une petite **astuce** :

Il existe aussi des thermomètres qui mesurent la température des choses sans les toucher. (Voir l'appendice 3 pour plus de détails).

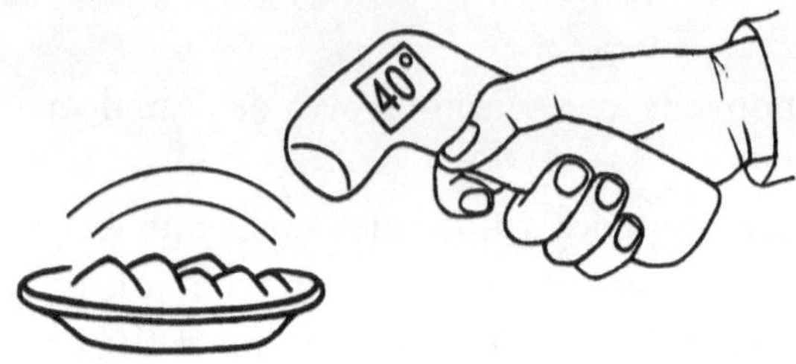

Dans ce cas, il faut remuer la nourriture pour ne pas mesurer uniquement la température de la surface, l'intérieur étant beaucoup plus chaud.

Purée de pommes de terre

- Nous cuisons les pommes de terre à la vapeur (si nous les faisons cuire dans l'eau, une fois cuites, nous les égouttons).
- Nous les écrasons pendant qu'elles refroidissent.
- Quand elles ne brûlent plus au toucher nous ajoutons l'eau de mer. La dose adéquate est quand la purée est crémeuse : ni liquide ni trop épaisse.
- Nous ajoutons un filet d'huile et une feuille de persil pour décorer.

La purée obtenue est délicieuse.

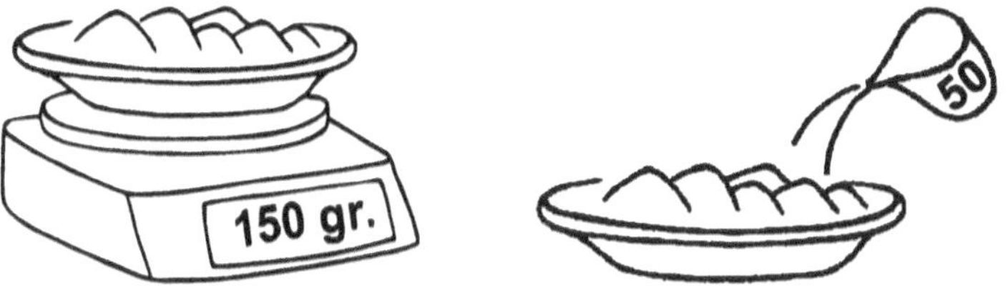

Si nous avons 150 grammes de pommes de terre cuites, nous ajoutons 50 grammes d'eau.

Bouillies

- Nous faisons bouillir les céréales avec lesquelles nous préparons les bouillies dans un peu d'eau.
- Quand nous les éloignons du feu, nous attendons quelles refroidissent et après nous ajoutons l'eau de mer.

Soupe à l'ail

- Nous faisons normalement la soupe à l'ail en faisant frire l'ail, en ajoutant l'eau normale quand il est déjà frit et en ajoutant le pain émietté (c'est bien sûr mieux avec du pain sans sel). Il faut mettre peu d'eau et beaucoup de pain, pour que la soupe soit très épaisse.
- Quand elle est suffisamment froide, que nous pouvons la toucher sans nous brûler, nous lui ajoutons de l'eau de mer.

Banane frite

- Nous coupons la banane en rondelles et nous la faisons frire dans une poêle jusqu'au point que nous aimons (elle ne doit pas obligatoirement être dorée). Nous mettons les rondelles sur une assiette et nous attendons qu'elles refroidissent un peu. Nous ajoutons de l'eau de mer et nous mélangeons bien. La douceur de la banane masque l'amertume de l'eau de mer.

Soupe

- Nous pouvons préparer n'importe quelle soupe avec peu de bouillon et sans sel, et, une fois qu'elle est tiède et sur la table, nous lui ajoutons un tiers d'eau de mer.

La règle générale est que nous pouvons ajouter un tiers d'eau de mer au repas préparé (et ne pas ajouter de sel, bien entendu).

D'autres utilisations en cuisine

- Pour enlever l'amertume des olives (au lieu d'utiliser de l'eau salée).
- Pour faire tremper des pois chiches pendant la nuit avant de les cuire.

Nous pouvons avoir sur la table une bouteille d'eau de mer pour que les membres de la famille se servent à leur convenance, comme un assaisonnement de plus.

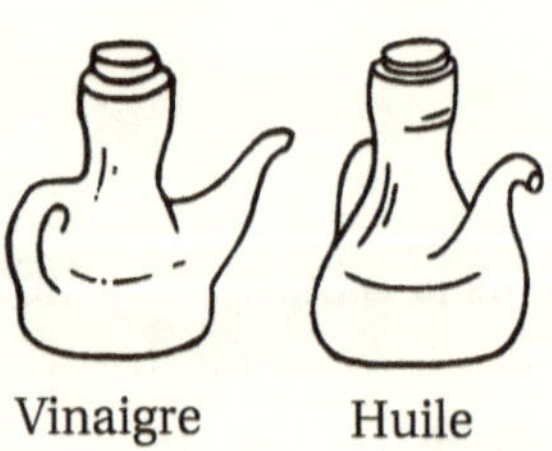

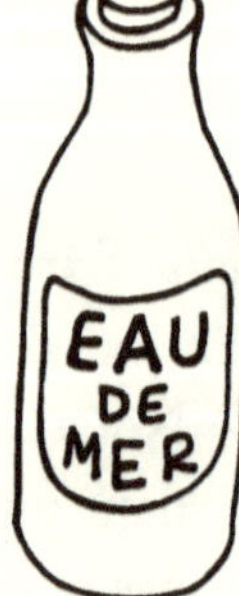

Chapitre 5

Questions fréquentes

Je me sens bien. Sentirai-je quelque chose si je prends de l'eau de mer ?
Plus vous vous sentez mieux, moins vous sentirez d'effet.

Perd-elle ses propriétés lorsqu'on la mélange avec des jus ou en la diluant ?
Non. Seulement si vous la chauffez au-dessus de 44 degrés (la température que nous pouvons supporter sans nous brûler).

Et est-il bon de prendre autant de sel pour le rein ou la tension ?
Des études réalisées en maisons de retraite, où beaucoup de personnes âgées ont la tension élevée, démontrèrent que l'eau de mer normalise la tension et qu'elle est diurétique. (Et tous les livres de médecine expliquent que le rein a besoin du sodium du sel pour fonctionner).

Dans des expériences menées sur des chiens auxquels on injecta une grande quantité d'eau de mer diluée, on constata que le rein était capable d'éliminer soixante fois plus d'urine que la quantité normale. Sans affecter, à long terme, la santé de l'animal. (Voir l'appendice 1 : *Principe scientifique*).

L'eau de mer peut-elle être contre-indiquée ?
Le vade-mecum médical français de 1975 [3], dit qu'il n'y a pas de contre-indications. Mais si nous prenons plus de deux cuillerées par jour, nous pouvons commencer un processus de guérison important avec ses propres symptômes, et nous devons connaître l'approche de Hamer pour bien comprendre ce qui se passe dans notre corps.

Mais le médecin m'a recommandé de ne pas prendre autant de sel
On doit demander conseil à un médecin qui connaisse la différence entre le sel raffiné et le sel marin.

Au Japon, depuis que les marais salants ont été éliminés par une loi (la production de sel marin a été éliminée), l'hypertension artérielle augmente.[*]

Mais l'eau de mer est polluée
Dans l'eau de mer il peut y avoir deux types de pollution :

* la pollution biologique produite par des microbes
* la pollution produite par des produits chimiques

La pollution biologique est uniquement possible à l'embouchure des cours d'eau, puisque plus loin, le sel tue tous les microbes.

(Tous les biologistes savent qu'il est impossible de faire des cultures pathogènes dans de l'eau de mer).

> Il y a une chose merveilleuse dans la mer, c'est que, même si la mer est pleine de bactéries, aucune d'elles n'est préjudiciable pour l'homme ou pour les animaux. La mer tue uniquement les bactéries préjudiciables pour les animaux ou pour l'homme. C'est incroyable mais c'est comme ça.

En ce qui concerne la pollution par des produits chimiques, l'eau de mer les élimine rapidement par en haut et par en bas.

* Par en haut pour ceux qui sont plus légers qu'elle : elle les laisse s'évaporer ou être détruits par la lumière de soleil.
* Par en bas en les déposant au fond.

(*) L'information en anglais se trouve sur le site internet web.ako-kasei.co.jp/en/column/umigaanatawokaeru/index.html. Si l'adresse du site où est l'information est changée sur la page de l'entreprise Ako-kasei, on peut la retrouver en écrivant « 1971 site: ako-kasei.co.jp » dans le moteur de recherche.

Comme quand nous prenons de l'eau de mer à la plage, elle a toujours un peu de sable qui se dépose rapidement au fond.

Plus d'informations dans l'appendice 1.

Que m'arrivera-t-il si j'en bois trop (un demi-litre d'eau de mer d'un coup sans dilution) ?

Immédiatement, et évidemment, vous aurez soif d'eau normale. (Évidemment, buvez ce que votre corps vous demande : 3 fois plus d'eau normale que la quantité d'eau de mer non diluée ingérée).

Vous aurez probablement des excrétions liquides. Arrêtez d'en prendre et en quelques jours tout se normalisera. (Et ne mangez rien de cru pendant ces jours pour que la flore intestinale se reforme).

Mais il n'est pas recommandé de le faire, car nous irritons inutilement le tube digestif. Si vous voulez faire un lavage d'intestin, il faut plutôt utiliser de l'eau de mer isotonique.

> Prendre un demi-litre d'eau de mer par jour est normal, mais pas d'un coup.

Que m'arrivera-t-il si je bois beaucoup (un litre) d'eau de mer diluée (isotonique) ?

Si vous vous sentez bien, vous ne remarquerez rien.

Plus vous vous sentez mal, plus vous noterez une amélioration de votre état général.

Dans le lavage d'intestin décrit dans le chapitre 3 on en prend normalement 3 à 5 litres (en 4 ou 5 heures).

Que m'arrivera-t-il si je m'en injecte beaucoup ?

Plus vous vous sentez mal, plus vous remarquerez une amélioration de votre état.

Si vous utilisez de l'eau isotonique, vous pouvez vous en injecter des litres sans qu'il n'y ait d'effets préjudiciables.

> Si vous vous sentez bien et que vous vous en injectez 250 ml, vous ne sentirez rien.
>
> C'est comme nettoyer une maison qui est déjà propre. Est-ce que nous verrons un changement ? Non.
>
> Évidemment, si vous vous l'injectez de manière sous-cutanée en peu de temps, il va se former une bosse de la taille d'une balle de tennis qui va mettre quelques heures à disparaître.

Les animaux auxquels on injecte une grande quantité d'eau de mer sans dilution (250 ml à un chien de 10 Kg), restent allongés quelque temps. Plus la quantité injectée est grande, plus ce temps est long.

Ils boivent trois fois la quantité qui leur a été injectée. Après ils sont rajeunis.

Dans l'appendice 1 (*Principe Scientifique*), on peut lire les expériences que Quinton fit sur des chiens. Lors de ces expériences il utilisa de l'eau de mer isotonique.

Est-il possible que l'eau de mer ne me fasse pas de bien ? Parce que quand j'en prends, j'ai mal à la tête, ou aux os, ou...
Sans compréhension préalable de l'approche de Hamer, nous pouvons penser que l'eau de mer ne nous fait pas de bien, parce que nous confondons les symptômes de guérison avec ceux de la maladie (maux de tête, inflammations, picotements, qui sont courants lors de la phase de guérison). Il vaut mieux consulter un médecin ou un thérapeute qui connaisse l'approche de Hamer. Voir le chapitre postérieur avec le cas d'une personne à laquelle le traitement « n'a pas fait de bien » initialement.

> Les douleurs n'apparaissent pas toujours lors de la phase de guérison, il y a des maladies pour lesquelles les douleurs se présentent en phase de stress, comme des ulcères, angines de poitrine, etc.

L'eau avec du sel marin ou du sel de roche est-elle différente de l'eau de mer ?
Avant d'utiliser du sel raffiné, il était courant d'utiliser du sel marin[*] ou du sel de roche, pour les personnes comme pour les animaux.

Et on a toujours utilisé les propriétés médicinales des eaux salées d'intérieur. (Comme l'eau de Carabaña en Espagne ou celle du Great Salt Lake aux États-Unis d'Amérique).

Le sel marin (et l'eau de mer) s'utilise dans beaucoup de médicaments, qu'ils soient modernes ou traditionnels (ayurvédiques). Par exemple, le médicament homéopathique le plus utilisé, le Natrum Muriaticum, est du sel marin. (Même si un seul fabricant utilise du sel marin pour l'élaborer, en respectant la formule de Hahnemann, parce qu'à son époque on ne raffinait pas le sel).

Si nous n'avons pas d'eau de mer, l'eau avec du sel marin ou de roche est un bon substitut, mais elle n'a pas toutes les propriétés de l'eau de mer. Par exemple, les globules blancs peuvent uniquement vivre dans de l'eau de mer diluée (isotonique).[**]

L'eau de l'Atlantique que l'on trouve dans des ampoules en pharmacie ou dans des bouteilles dans des magasins, qui est recueillie dans un endroit spécial, n'est-elle pas meilleure que l'eau que je peux prélever à la plage ?
L'expérience montre que l'eau de n'importe quelle plage possède toutes ses puissantes propriétés.

Je prends des médicaments. L'eau de mer me fera-t-elle du bien ?
L'eau de mer aidera à réduire les effets secondaires de la médication et agira comme un régénérateur global.

Ici nous vous recommandons de prendre de l'eau de mer en comprenant l'approche de Hamer, d'après laquelle on a besoin de prendre des médicaments uniquement dans un faible pourcentage de cas.

(*) Malheureusement, le sel marin est très similaire au raffiné (voir site du livre).
(**) « Le traitement chloruré sodique, sans être le traitement marin véritable, s'en approche donc déjà singulièrement. »[1c]

Existe-t-il des cas dans lesquels l'eau de mer ne produit aucun effet ?
Oui, quand celui qui en prend se sent parfaitement bien ou quand le malade en prend trop peu.[2]

L'eau perd-elle ses propriétés lors d'un transport ?
C'est une question sensée. Par exemple, les producteurs de vin savent que le vin n'a pas le même goût au niveau de la mer qu'en altitude, et qu'il est important de le laisser reposer après le transport.

Les expériences médicales historiques montrent que l'eau de mer possède les mêmes propriétés avant et après le transport.

Mais ce n'est pas pour autant que nous devions aller chercher l'eau la plus cristalline à une plage cachée et lointaine.

Parce qu'il semble que la nature nous donne ce qui nous convient le mieux à n'importe quel moment et endroit :

- Les fruits sont mûrs en été, lorsque nous transpirons et que nous avons besoin de reconstituer les réserves de liquides.
- Les figues d'un endroit sec possèdent moins d'eau que celles de la côte. Peut-être parce que dans un endroit sec nous transpirons moins et nous avons moins besoin d'eau dans les fruits.

Pour cela, il est préférable aussi que notre nourriture soit cultivée le plus près de nous.

Combien de temps mettrai-je pour sentir l'effet de l'eau de mer ?
Les effets sont immédiats. Généralement, en quelques heures, le bien-être corporel augmente. Lisez les cas rapportés plus avant.

Avec quelle eau peut-on diluer l'eau de mer que nous buvons ?
Avec celle que vous buvez normalement (eau minérale, de source, du robinet, distillée, magnétisée,...).

Les eaux de toutes les mers et tous les océans ont-elles le même effet ?
L'expérience montre qu'en ce qui concerne les effets médicinaux la réponse est oui.

J'ai une hernie discale, une sciatique, mal au dos... L'eau de mer peut-elle m'aider ?

Le docteur François Epineuze guérissait 100 % de ces maladies uniquement en injectant de manière sous-cutanée 250 ml d'eau de mer isotonique, autour des vertèbres affectées, en une, deux ou trois sessions. Le résultat n'est pas aussi bon quand on a déjà réalisé des opérations. (Voir ses vidéos sur www.youtube.com). Les médecins qui réalisent ces injections l'appellent « hydrotomie percutanée ».

Je suis para / tétraplégique... L'eau de mer peut-elle m'aider ?

C'est possible, et peut-être que vous ne serez pas le premier. En plus de l'eau de mer, il commence à y avoir d'autres remèdes médicaux assez naturels (en utilisant des cellules du malade), qui sont très intéressants ; comme celui du docteur Almudena Ramón Cueto ou du docteur Marta Abad Collado dans un domaine d'application plus large.

Je suis musulman. L'eau de mer est-elle Halal ?

Le Centre Culturel Islamique de Valence (Espagne) certifie que l'eau de mer contenue dans les produits Quinton® est Halal (peut être consommée par des musulmans).

Je suis végétarien. Puis-je prendre de l'eau de mer ?

L'eau de mer naturelle contient du phytoplancton (petites plantes) et du zooplancton qui est composé de petits animaux.

Les entreprises qui vendent de l'eau de mer doivent la microfiltrer pour la vendre, ainsi on élimine le phytoplancton et le zooplancton.

L'eau de mer a-t-elle le même effet sur les animaux que sur les personnes ?

Oui.

Chapitre 6

L'approche médicale de Hamer

Si je vais à une fête avec de très jolies chaussures mais qui m'éraflent le pied

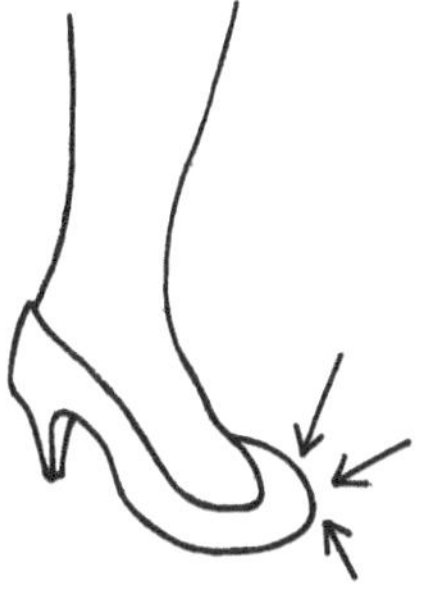

je finirai avec cette zone du pied rougie, douloureuse, chaude et un peu enflammée.

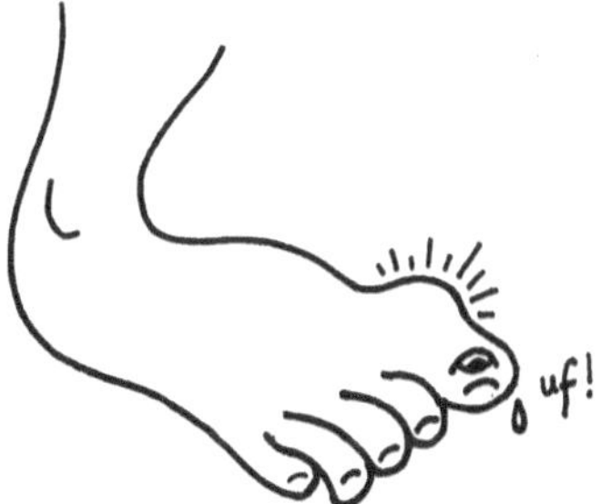

Sommes-nous malades ? Non.
Le pied est-il malade ? Non.

Nous disons que **non** parce que nous savons ce qu'il s'est passé.

> Notre DÉSIR de porter ces chaussures à la fête a été la cause de la blessure.

Quand cela nous arrive à un autre endroit de la peau, nous disons
que « nous avons une maladie ».

La seule différence est qu'avant nous connaissions
la cause mais plus maintenant.

Quand cela se produit à l'intérieur de notre corps, nous disons que
« nous sommes malades » parce que nous ne connaissons pas la
cause.

Hamer nous indique, pour chaque maladie,
quelle a été la pensée qui nous y a mené

et, de plus, n'importe quel expert peut le constater avec un scanner
(radiographie) de notre cerveau.

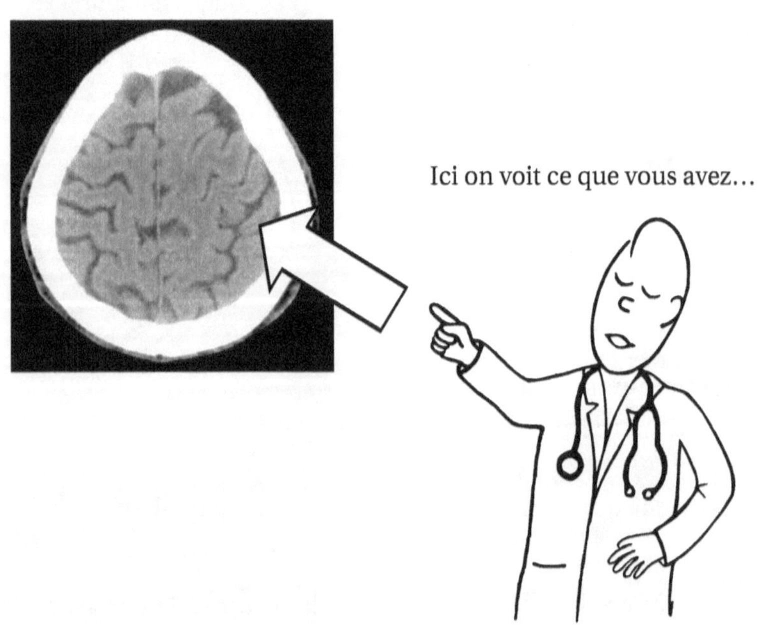

quand nous avons ces symptômes :

- douleur
- chaleur
- rougeur
- inflammation

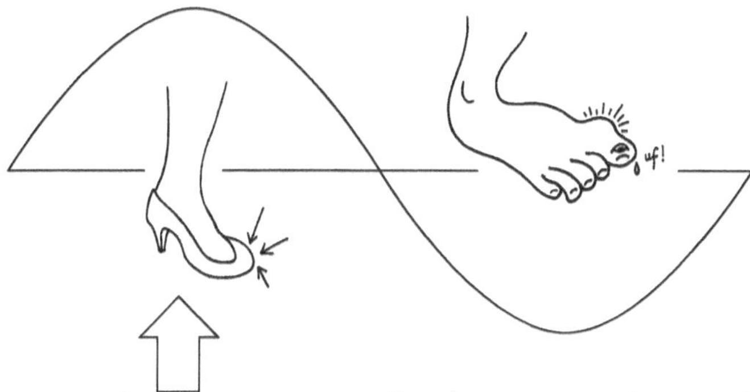

c'est parce qu' **avant** nous avons **forcé** notre corps à cause d'un **désir**.

La même chose se produit avec les maladies :

Les cancers du sein « canalaires in situ », (90 % des cancers du sein), sont des **inflammations** qui apparaissent à ce moment-là.

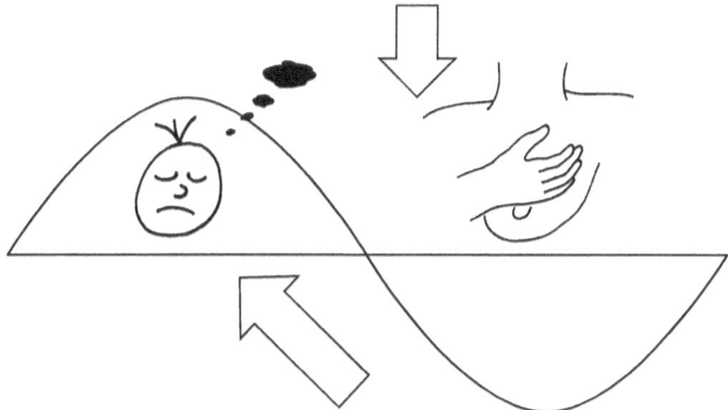

Ces inflammations apparaissent parce qu'avant nous avons forcé le corps à cause d'une préoccupation grave, à cause de la séparation d'un être cher.

Dans un chapitre postérieur s'explique en détail le cancer du sein.

Que faire dans ces cas ?

> Laisser le corps finir de se réparer de lui-même et éviter de rechuter dans la préoccupation.
> (nous ne portons pas les chaussures pendant un certain temps)

Nous ne sentons pas autant les blessures internes que les blessures de la peau car il y a beaucoup plus de terminaisons nerveuses à la surface de la peau qu'à l'intérieur du corps.

Mais les blessures internes sont identiques à celles provoquées par la chaussure qui nous effleure.

> Les pensées sont la cause de beaucoup des maladies

Plus l'effort est long et intense, plus la réparation est grande.

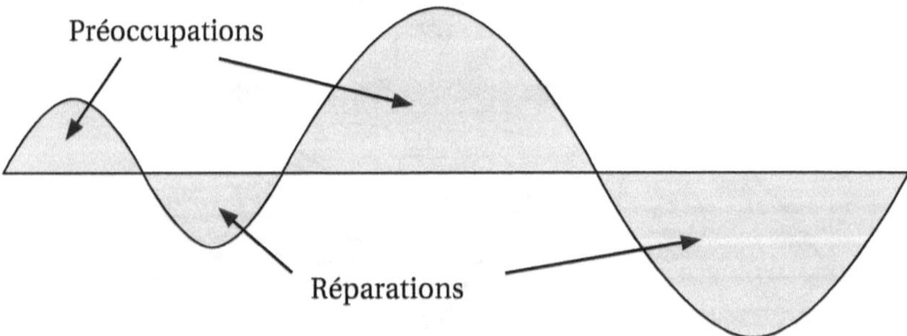

C'est pour cela qu'il convient de résoudre les problèmes le plus tôt possible.

L'approche de Hamer...

... nous sert pour toutes les maladies graves les plus communes :
- cancer
- problèmes cardiaques
- ostéoporose
- troubles psychologiques
- …

... et pour les moins graves :
- dents
- problèmes visuels

... ne nous sert pas pour les maladies causées par :
- malnutrition
- intoxications ou empoisonnements
- lésions dues à des efforts trop intenses ou à des traumatismes

(Parce que ces trois dernières maladies ne sont pas causées directement par un choc psychique)

Note : Quand nous sommes atteints de maladies depuis la naissance, il faut chercher le choc psychique pendant la grossesse ou dans les traumatismes de nos ancêtres que nous avons reçus par l'intermédiaire de nos parents. Pour cela il y a des thérapeutes qui prennent en compte la généalogie.

Comment devenons-nous malades

Hamer est un médecin (il n'est ni psychologue ni psychiatre), et de ce fait, il se focalise sur les choses matérielles ; et il voit, qu'à partir d'un certain moment, le corps commence à s'altérer, la maladie commence.

> Hamer découvre que la maladie commence quand nous sentons un choc émotif.
>
> (Sauf quand elle est produite par de la malnutrition, une intoxication ou une lésion).

Toute maladie commence par une « préoccupation vitale grave ». Ou comme les chamans au Mexique, qui, au lieu de dire que quelqu'un est malade, disent qu'il « a une peur ».

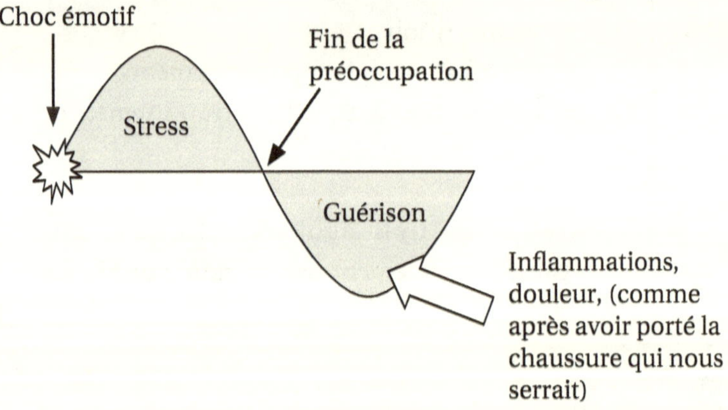

> Ni les produits chimiques, ni les ondes des téléphones mobiles ne nous produisent directement un cancer. Il n'y a rien de cancérigène.
>
> Mais les ondes ou substances chimiques nous intoxiquent et affaiblissent notre corps, et, avec un corps affaibli, tout ce qui nous arrive nous affecte plus.

Normalement, le repos nocturne est suffisant pour réparer ce qui a été blessé pendant la journée. Mais quand cela ne se produit pas, parce que nous avons souffert un choc émotif qui nous maintient très préoccupés pendant un temps, le corps n'arrive pas à réparer pendant la nuit ce qui a été blessé pendant la journée et ces blessures s'accumulent et provoquent lors de leur réparation des inflammations et douleurs bien visibles.

Comment évolue la maladie

Les deux étapes de la maladie

Les symptômes typiques de chaque étape sont :

Phase de préoccupation	Phase de guérison
stress	fatigue et bien-être
manque d'appétit	bon appétit
mauvais sommeil	bon sommeil
mains froides	mains chaudes

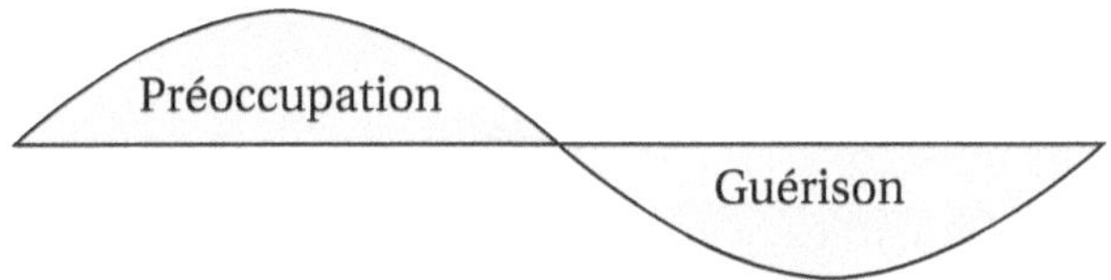

Fréquemment nous nous rendons compte que nous sommes malades quand nous sommes déjà dans la phase de guérison.

C'est-à-dire que, des maladies comme les suivantes, **sont uniquement des symptômes de guérison** d'une époque de stress antérieure :

- cancer du sein « canalaire in situ »
- hémorroïdes
- leucémie

Dans ces cas, il faut juste essayer de ne pas rechuter dans la préoccupation qui a causé ces maladies et laisser la guérison suivre son cours.

Il y a d'autres maladies qui indiquent que **nous sommes encore dans la phase de préoccupation** : cancer du poumon, cancer de la prostate [*], cancer du pancréas, cancer du colon, ostéoporose,...

Dans ces cas, nous devons résoudre la cause psychologique pour passer à la guérison.

> **Dans ces cas, Hamer nous prévient des symptômes que nous allons avoir dans la phase de guérison, et ainsi nous les prenons avec un autre état d'esprit.**

Les causes psychologiques de chacune des précédentes sont :

Symptôme	Choc émotif
cancer de poumon	peur de mourir, envie de vivre
cancer de la prostate	ne plus se sentir homme
cancer du pancréas	dispute
cancer du colon	sentir qu'on nous a « joué un mauvais tour »
cancer de l'utérus	problèmes liés à la reproduction ou à la descendance

(Toute la liste de maladies avec des explications plus complètes de chaque cause psychologique et avec des exemples, se trouve dans les livres du docteur Hamer, c'est ce que l'on appelle communément « les tableaux de Hamer »).

(*) Attention : beaucoup de dérèglements de la prostate sont causés par une mauvaise position de la colonne vertébrale. Si la personne ne se tient pas droite, le sternum comprime le diaphragme en créant une pression qui comprime à son tour le plexus pelvien et le gros intestin, ce qui conduit à une compression de la vessie et de la prostate qui dure pendant de nombreuses années. La grande majorité des diagnostics de tumeurs malignes sont erronés. Antonio Tagliati

Pour certains organes (estomac, vessie et utérus), les cancers ont des causes différentes selon leur localisation exacte, et certains cancers apparaissent dans la phase de préoccupation et d'autres dans celle de guérison.

Les maladies chroniques

Les maladies deviennent chroniques parce que nous prenons des médicaments qui arrêtent la guérison.

Exemple :

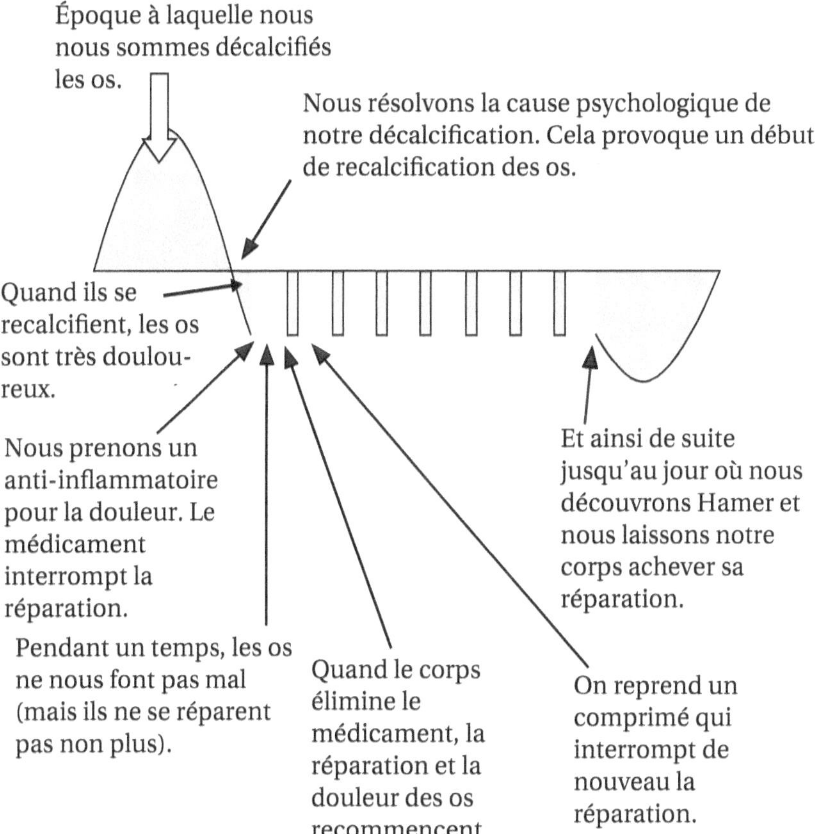

Par exemple (schéma de la page précédente) :

Nous avons passé une période pendant laquelle nos os se sont décalcifiés.

Maintenant nous entrons dans la phase de guérison et nos os nous font mal car ils se recalcifient.

Les médicaments anti-inflammatoires arrêtent la guérison du corps, et ainsi nos os ne nous font plus mal.

Quand le corps élimine le médicament, la recalcification de l'os recommence et nous avons de nouveau mal.

C'est ainsi que nous finissons par prendre des comprimés contre la douleur des os pendant toute notre vie.

Les maladies chroniques se produisent également quand nous rechutons continuellement dans la préoccupation.

Rechutes avant que la guérison soit achevée

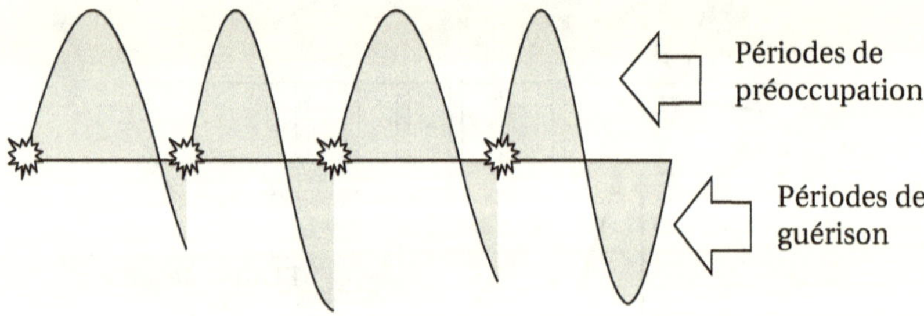

Même si la guérison s'achève, nous pouvons rechuter un autre jour, et avoir (par exemple) des migraines de temps en temps d'intensités variables.

Rechutes après avoir achevé la guérison

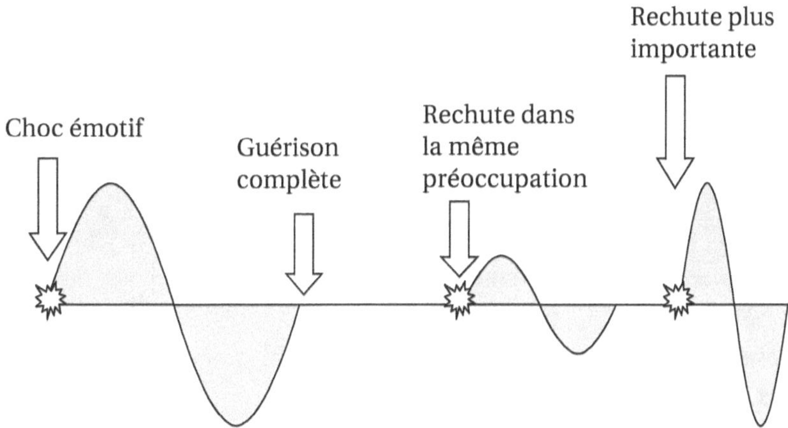

Les rechutes sont courantes. Nous avons l'habitude de trébucher plusieurs fois sur la même pierre.

> Ce qui provoque la maladie et la guérison sont les pensées.

La maladie commence par un choc émotif et la guérison commence quand nous surmontons ce choc et que nous nous libérons de la préoccupation.

Hamer nous aide à découvrir la cause psychologique de chaque maladie, que nous devons résoudre ou dans laquelle nous devons éviter de rechuter. Et il nous apprend à laisser évoluer la maladie (dans les cas graves il faut contrôler cette évolution), jusqu'à la guérison complète.

> Ce qui compte n'est pas ce qui nous arrive, mais comment nous le prenons.

Un même fait peut provoquer en nous différentes réactions :

Fait : Nous avons perdu de l'argent (nous ne savons plus où nous l'avons rangé).

Possibilité 1 : Nous pensons que c'est notre faute parce que « nous avons peu de mémoire », ou parce que « nous sommes peu attentifs à ce que nous faisons », etc.
Conséquence : décalcification des os.

Possibilité 2 : Nous pensons que quelqu'un nous l'a volé et nous ressentons qu'il nous « joue un mauvais tour ».
Conséquence : cancer du colon.

Possibilité 3 : J'arrive à voir le bon côté de ce qui est arrivé. Ou je n'y arrive pas et pendant quelques jours je ne vais pas bien mais après je « tourne la page » et j'oublie ce fait en pensant qu'avec la santé je travaillerai et gagnerai plus d'argent.
Conséquence : aucune maladie.

Nous avons continuellement des chocs émotifs plus ou moins graves. Plus nous les résolvons tôt, moins notre corps est endommagé et en moins de temps nous réparons les lésions.

> Aucun fait externe ne nous rend malade. C'est uniquement notre incapacité à l'accepter qui crée le choc émotif qui nous mène à la maladie.

Scanner

En fonction de l'endroit où apparaît une tache sur le scanner cérébral, et en fonction de la taille de celle-ci, les experts savent :

- Dans quel organe est le problème et quelle préoccupation l'a causé.
- L'importance du problème : la taille du problème dans l'organe et si la préoccupation est ou a été très intense et prolongée.
- Si la préoccupation est déjà résolue et si l'organe est déjà en phase de guérison ou pas encore.

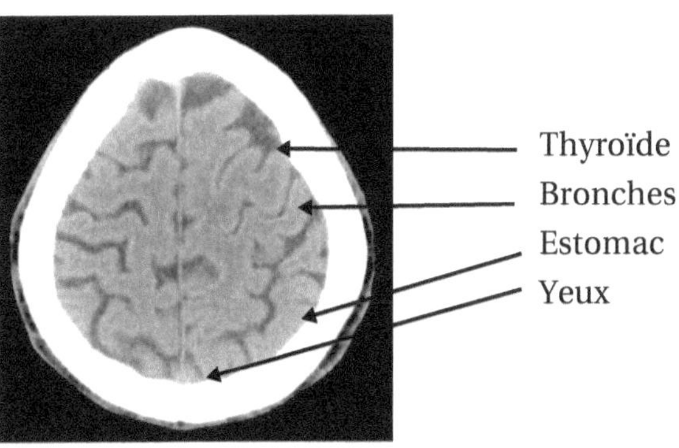

Rechute naturelle à la moitié de la guérison

À la moitié de la phase de guérison se produit une rechute naturelle qu'il faut connaître et prévenir dans les cas graves.

Cette « rechute naturelle » a une durée et des symptômes différents pour chaque maladie.

La durée s'étale de quelques secondes à quatre heures.

Cette rechute peut passer inaperçue si la préoccupation a été peu intense et a duré peu, ou être plus visible dans le cas contraire.

Quand le choc psychique a été de sentir la perte totale ou d'une partie de ce que nous considérions « notre territoire », cette rechute est une crise cardiaque, qui sera dangereuse si le sentiment a été intense et maintenu pendant plusieurs mois.

La crise cardiaque s'explique en détail dans un chapitre suivant.

Comment obtenir l'information originelle du Dr Hamer

Nous pouvons acquérir ses livres à sa page (www.germanique-nou-velle-medecine.com) ou en appelant directement à son éditorial : Amici di Dirk (à Málaga, Espagne). Tel. (+34) 952 59 59 10, courriel : info@amici-di-dirk.com.

Autres moyens de divulgation de ses découvertes

Livres

La Nouvelle Médécine Germanique® (NMG) est diffusée avec plusieurs différentes dénominations données par ses disciples. Avec des combinaisons des mots ou préfixes (ou suffixes) : *médecine, psycho, bio, biologique, décodage, meta, totale, généalogique, nouvelle, sacrée,...* et en général, tous les livres modernes qui parlent sur l'origine émotionnel des maladies.

Les découvertes du Dr Hamer servent seulement pour le diagnostic. Les différents thérapeutes utilisent les découvertes de Hamer et ajoutent leur spécialité thérapeutique pour proposer des livres avec autant de noms différents.

Sites internet

Sites auxquels le Dr Hamer donna son accord car les informations qu'ils offrent sont correctes.
- www.pilhar.com (en français et autres idiomes)
- www.neue-medizin.de (en allemand)
- free-news.org/htm/index-NP-GNM.htm (en espagnol)

Autres sites de disciples du Dr Hamer

www.albanm.com (en italien)
learninggnm.com (au Canada, en plusieurs langues)

www.newmedicine.ca (au Canada, en anglais et espagnol)
nmg.creatuforo.com   (forum en espagnol)
www.alasanteglobale.com (en français, avec un bref résumé des tableaux de Hamer : www.alasanteglobale.com/tableau.html)

Ce qui est bien dans l'approche de Hamer :

- nous pouvons tous la comprendre,
- nous pouvons tous la vérifier sur nous-mêmes ou sur les autres.

N'importe lequel d'entre nous peut vérifier l'approche de Hamer à la lecture de ses livres. Il prédit correctement la préoccupation qui cause chaque maladie.

Et il nous avertit des symptômes que nous aurons :

- sueurs pendant la nuit,
- douleurs aux os,
- …

et ainsi nous les recevons dans un autre état d'esprit.

Chapitre 7

Mettons en perspective l'approche de Hamer

L'appui irréfutable

On a toujours pressenti qu'il existait un lien entre ce que nous pensons et nos maladies, mais Hamer est le premier à apporter la preuve objective de ce lien : il suffit de voir le scanner cérébral pour faire un diagnostic précis, tant de la situation du corps que de celle de l'esprit.

Cela se voit sur le scanner sous forme de tache.

Uniquement en voyant la tache, l'expert sait :

1. quelle maladie organique est présente,
2. quelle préoccupation l'a causée,
3. dans quel état est la préoccupation (résolue ou non) et la maladie (en voie de guérison ou pas encore).

Avec 100 % de certitude

Si on ne voit rien sur le scanner, il n'y a pas de maladie ni de préoccupation, même si l'organe est très détérioré ou la vie de la personne très dure.

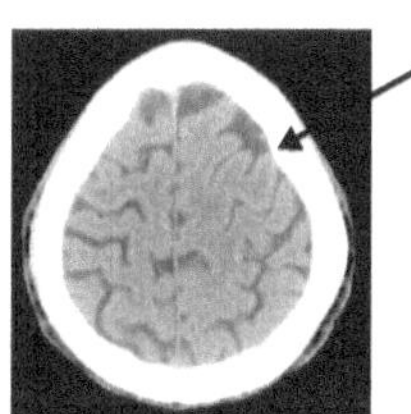

Scanner sans tache dans la zone du poumon.
Les poumons peuvent être pleins de goudron, mais il n'y a pas de cancer du poumon ni peur de mourir.

En fumant beaucoup nous pouvons terminer avec les poumons pleins de goudron et avec des difficultés respiratoires, mais si nous ne succombons pas à la peur de mourir, nous n'aurons pas de cancer de poumon (et on ne verra rien sur le scanner).

Hamer met la médecine sans dessus-dessous

Dans notre vie, au fur et à mesure que nous apprenons, nous laissons derrière nous des connaissances erronées et nous en adoptons des nouvelles qui sont plus vraies.

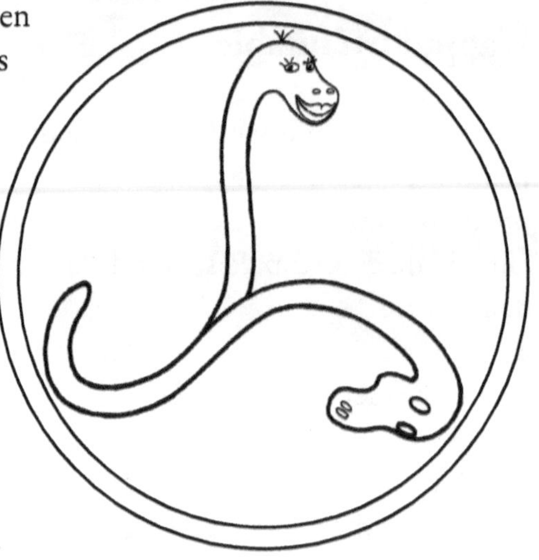

Comme quand la couleuvre change de peau : elle laisse derrière elle la peau qui lui a servi mais qui maintenant la gêne pour continuer à grandir.

Depuis les années 80 on connaît l'approche de Hamer. Et quiconque le veut, peut en vérifier la validité.

Avertissement :

Il y a des maladies dont le Dr Hamer probablement étudia peux de cas. En ces cas ses affirmations sont moins fiables. Par exemple, il disait que les décollements de la rétine se produisent dans les deux yeux en même temps, mais la réalité est différente.

Différentes fonctions de médecins et thérapeutes

Nous-mêmes, ou avec l'aide de quelqu'un, devons arriver à un diagnostic :

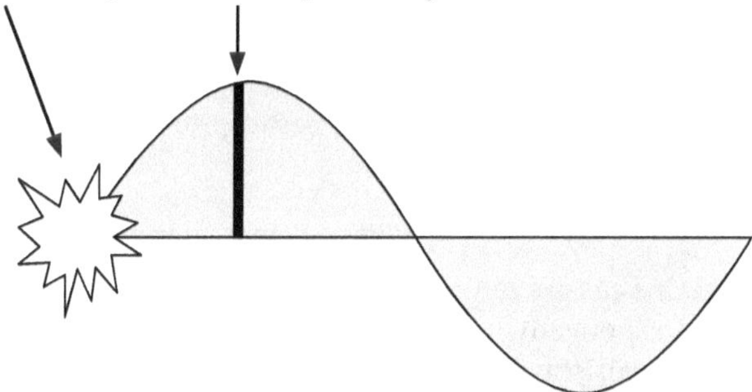

Ou bien :

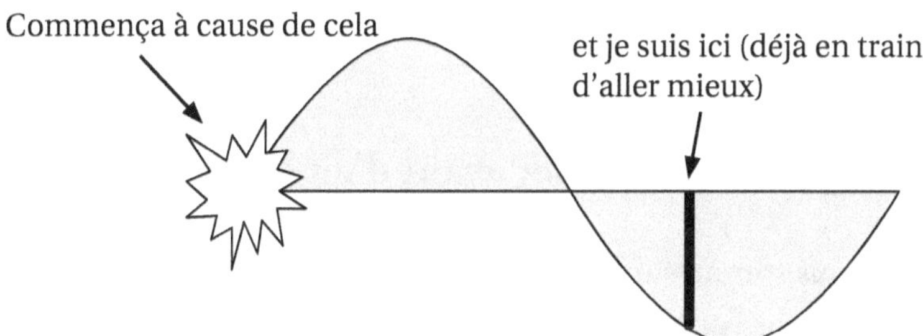

Dans le premier cas, les thérapeutes sont très utiles car ils peuvent nous aider à surmonter le choc émotif et à entamer la phase de guérison

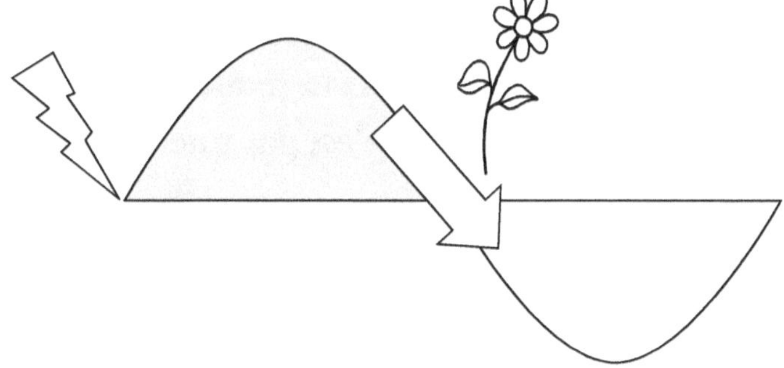

Dans le second, les médecins sont très utiles, car dans certains cas, il est nécessaire d'utiliser un médicament pour ralentir l'intensité de la guérison, ou de réaliser une opération chirurgicale.

En d'autres termes :

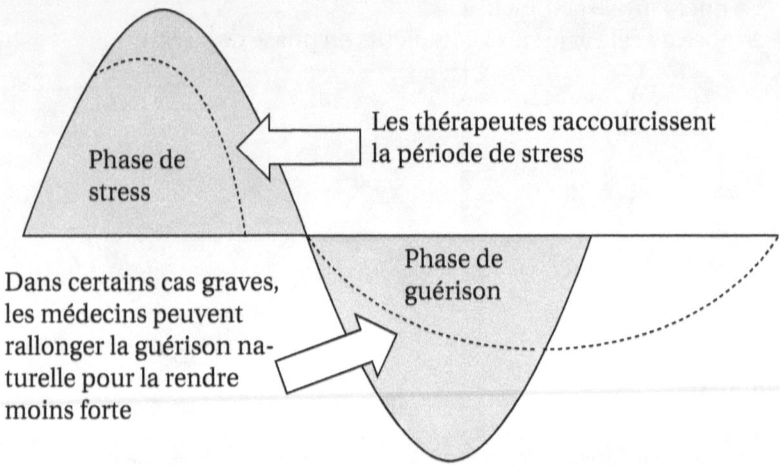

Il faut apprendre Hamer avant d'en avoir besoin

Quand nous sommes malades, nous ne sommes en général pas assez calmes pour l'apprendre.

De plus, dès que nous connaissons l'approche de Hamer, nous commençons à la voir corroborer par les gens qui nous entourent.

Et cette sécurité, que nous donne la propre expérience, nous sera plus précieuse que l'or, si un jour nous sommes les malades.

L'approche de Hamer n'est pas la panacée (le remède à tous les maux) parce que ce n'est pas une thérapie

L'approche de Hamer nous donne juste un diagnostic.

Même si c'est déjà beaucoup de savoir ce que nous avons et comment tout commença, une fois que nous le savons, l'approche de Hamer ne nous procure pas un « comment » en guérir. (Dans le cas où nous aurions encore à surmonter le choc émotif).

Il n'y a pas de « thérapie de Hamer » car les découvertes de Hamer démontrent que les maladies commencent par un choc psychique et nous expliquent comment répond le corps, mais ce ne sont pas des outils pour résoudre les chocs psychiques.

L'approche de Hamer est comme une carte qui nous indique :

- où nous sommes
- par quelle route nous sommes arrivés
- par quelle route nous pouvons sortir

Nous pouvons sortir d'où nous sommes en marchant ou en ayant recours aux services d'un taxi (d'un thérapeute). (Dans le cas où nous serions encore avec une préoccupation importante).

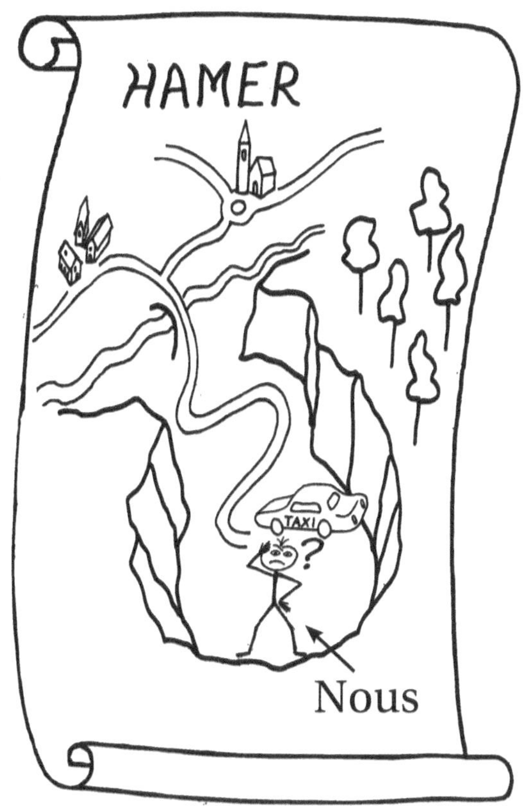

Si nous avons recours aux services d'un taxi (thérapeute) pour sortir d'où nous sommes, il est évident que le taxi doit savoir s'orienter pour nous sortir de là (il doit connaître l'approche de Hamer). Sinon, nous serons perdus et nous tournerons en rond tous les deux ensemble (comme les malades chroniques qui sont toujours accompagnés de leurs médicaments ou de leur médecin, mais qui n'arrivent jamais à guérir).

Il est vrai que, même si Hamer n'est pas une thérapie, en ayant juste un diagnostic correct de ce qui nous arrive, il nous épargne beaucoup de problèmes ; car les cancers communs comme le cancer du sein canalaire ou le lymphome apparaissent quand le choc psychique est déjà surmonté et il faut juste accompagner le processus de guérison naturelle du corps.

Chapitre 8

Le cancer du sein et la crise cardiaque

Le cancer du sein

Le cancer du sein « canalaire in situ » est le type de cancer du sein le plus courant (90 % des cas). C'est le cancer des canaux galactophores.

Ces canaux sont ceux qui emmènent le lait des glandes qui le produisent au mamelon.

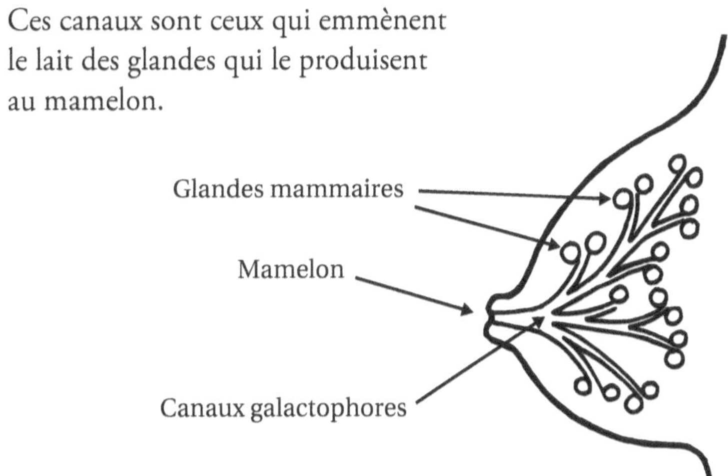

Chez les femmes droitières, le cancer se produit au sein droit si elles se sont senties séparées de façon traumatisante du mari, et au sein gauche si elles l'ont été de l'enfant (et inversement pour les femmes gauchères).

La même chose se produit chez les animaux.

Quand on éloigne les vaches de leurs veaux, elles souffrent et contractent une mastite, qui est le cancer du sein des canaux galactophores.

(Les éleveurs tirent leur lait avec soin pour qu'il ne s'accumule pas et qu'elles n'aient pas mal).

Quand la femme subit un choc psychique suite à la séparation d'un être cher, les canaux de lait s'agrandissent.

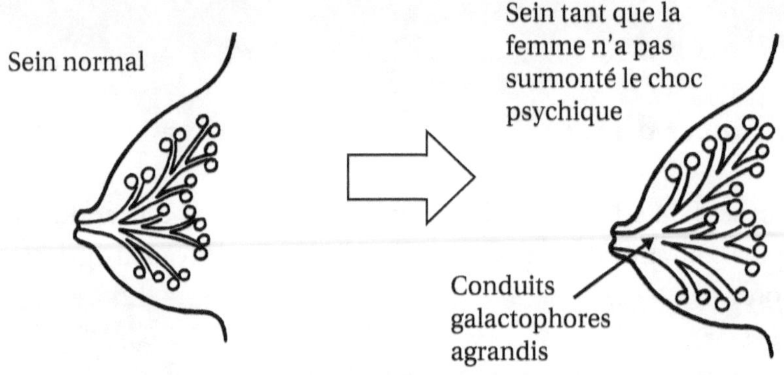

Il n'y a que deux manières d'élargir un tube : en amincissant les parois, ou en faisant des fissures. C'est cette deuxième façon qui se produit.

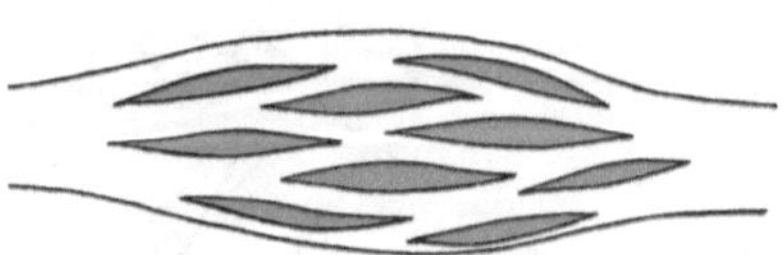

Sur les arbres, nous pouvons observer des fissures qui se forment sur l'écorce au fur et à mesure qu'ils grandissent :

Ces fissures apparaissent et s'agrandissent **lorsque la femme se sent vivement séparée de l'être aimé.**

Mais elles ne produisent aucun symptôme extérieur ni douleur.

C'est uniquement à partir du moment où elle surmonte ce vif sentiment de séparation, que le corps commence ses travaux de réparation et que les grosseurs commencent à se sentir à la poitrine.

Ces grosseurs ne sont que la cicatrisation des plaies internes dans les canaux galactophores.

(Comme dans n'importe quelle blessure, lors de la cicatrisation des fissures dans les canaux galactophores, ceux-ci s'enflamment).

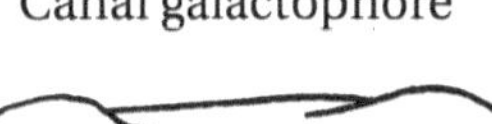

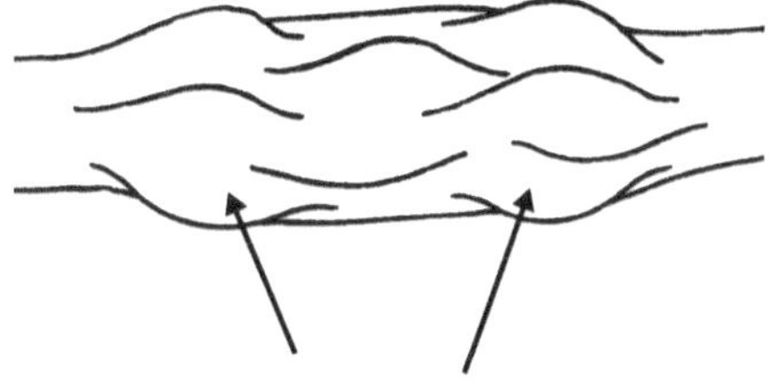

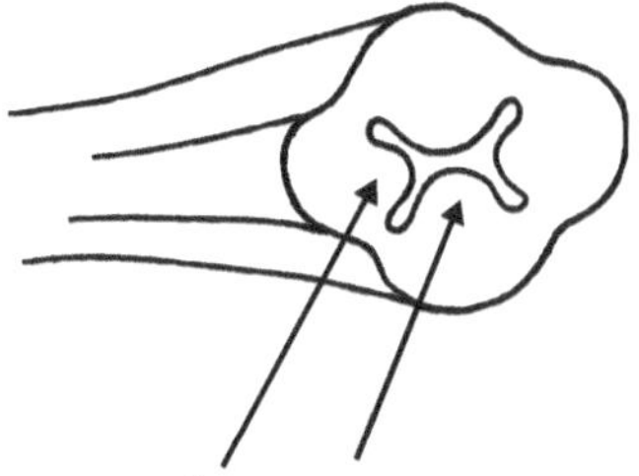

Cette inflammation, en plus d'être sentie comme une grosseur, de dehors, peut obstruer les conduits galactophores et produire des douleurs si le lait s'accumule.

La femme doit juste laisser le corps faire son travail, comme lors de la cicatrisation d'une blessure. Vie normale, régime normal, etc.

> Ce qui régit toujours l'évolution de la maladie est l'état mental : le surpassement de la préoccupation et la non rechute dans celle-ci.

Le cancer du sein de type « lobulaire »
(10 % des cancers du sein)

Les calculs qui apparaissent à la poitrine de certaines femmes sont des cancers de type « lobulaire » (prolifération des glandes mammaires), qu'elles ont eus sans s'en rendre compte.

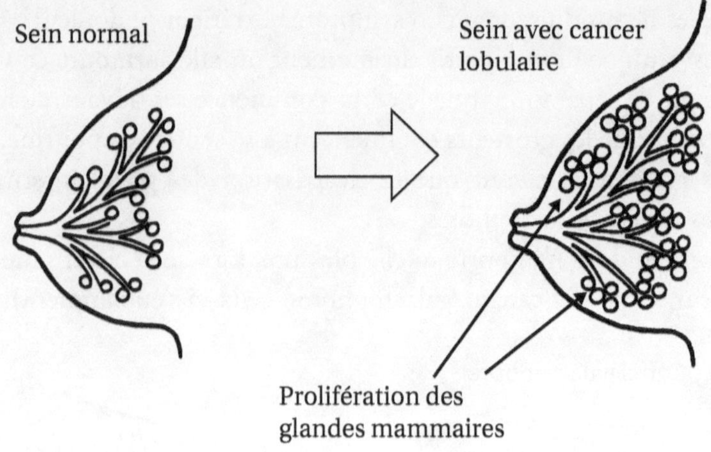

Plus le temps de souffrance dû à un être cher est long plus ces calculs sont grands.

(Cela ne veut pas dire que les femmes qui n'ont pas de calculs dans la poitrine n'aiment pas leur famille).

À partir du moment où elles surmontent la préoccupation, il y a deux possibilités :

1. La femme n'est pas vaccinée contre la tuberculose, elle a donc ces bactéries qui vont manger la tumeur et la poitrine redeviendra comme elle était avant.
2. La femme est vaccinée contre la tuberculose, elle n'a donc pas ces bactéries et la tumeur se transformera en calculs (elle se « calcifiera »).

Si la femme subit une mammographie lors de la phase de stress, la tumeur est en train de grandir. Si on la lui fait quand elle est en train de guérir, soit on ne verra rien (si elle est vaccinée contre la tuberculose) soit on verra qu'un calcul est en train de se former.

La crise cardiaque [*]

Quand nous sommes en train de guérir de quelque chose nous avons une inflammation au cerveau.

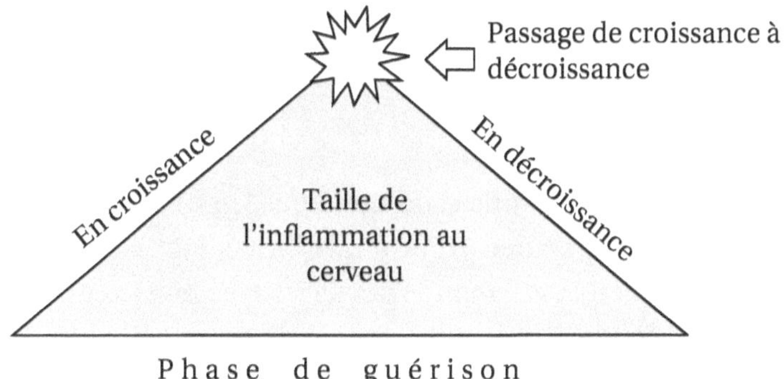

Cette inflammation croît jusqu'à la moitié de la phase de guérison et après elle décroît jusqu'à sa disparition. (Comme la petite inflammation de n'importe quelle blessure).

Le passage de croissance à décroissance s'extériorise avec certains symptômes différents pour chaque maladie. Et sa durée dépend aussi de la maladie (de quelques secondes à 4 jours).

(Ce changement est ce que nous appelions « la rechute naturelle » dans le chapitre 6).

Quand nous sentons une « perte de notre territoire » et que nous avons lutté pendant longtemps pour le récupérer, ce changement se manifeste par une crise cardiaque.

Cette crise peut être mortelle si nous avons lutté de manière intense pendant plusieurs de mois.

(*) *L'infarctus du myocarde* est complètement différent de la *crise cardiaque*. (Voir les livres de Hamer pour connaître la différence).

Cas de Joseph

Joseph vient d'avoir une crise cardiaque. Les médecins lui recommandent une opération chirurgicale immédiate. Lui, en revanche, sort de l'hôpital et va labourer ses terres avec le tracteur.

Les médecins et sa famille sont inquiets pour la vie de Joseph.

Heureusement, un autre médecin, connaissant Hamer, les tranquillise avec l'explication suivante :

Joseph a passé une mauvaise période parce que la banque lui avait pris sa maison. Mais voilà quelques semaines qu'il a réussi à la récupérer.

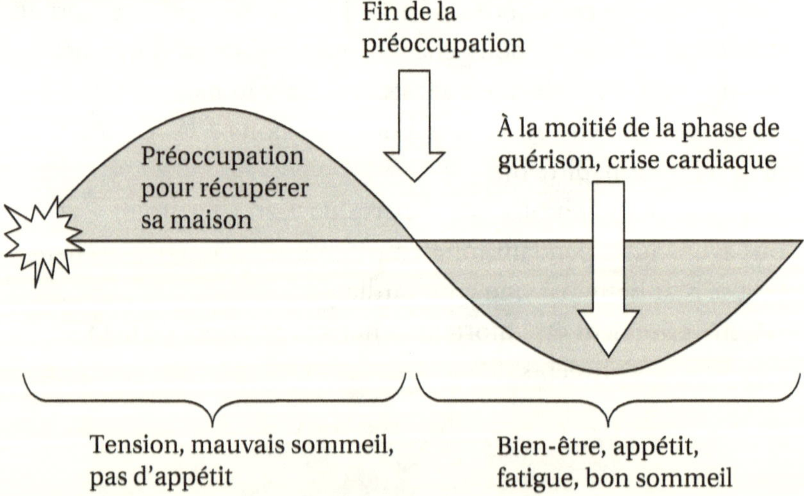

C'était normal que sa crise cardiaque se produisit à la moitié du processus de guérison d'une préoccupation suite à la « perte d'une partie ou de tout notre territoire ».

C'était normal qu'il soit allé travailler, car pendant que dure la guérison, même si nous sommes fatigués, nous avons un bon état d'esprit, un bon appétit et un bon sommeil, choses qu'il n'avait pas avant à cause de la préoccupation due à la banque.

Et quand quelqu'un se sent bien et content il n'a pas envie de se faire opérer.

> **Ni le cholestérol est la cause de la crise cardiaque ni le tabac produit le cancer du poumon.**

(Mais ce n'est pas une excuse pour continuer à manger de la mauvaise nourriture. Non plus à fumer du tabac plein de sucre et d'additifs).

Chapitre 9

Guide thérapeutique pour le malade

Avis très important

Avant de commencer à prendre plus d'une ou deux cuillerées à soupe d'eau de mer par jour, vous devez lire et comprendre l'approche du docteur Hamer.

Si vous prenez plus d'eau de mer, votre corps peut commencer à guérir avec des symptômes qui, sans connaître l'approche du docteur Hamer, peuvent se confondre avec une maladie.

Aussi, la chaleur, le repos, la bonne alimentation, la bonne compagnie, tout ce qui nous apaise peut provoquer le début d'une guérison.

Dans un cas extrême, n'importe quelle chose peut provoquer cette guérison, selon les circonstances personnelles.

Quelqu'un peut, en recevant comme cadeau une simple rose, commencer à se remettre d'une dévalorisation importante, avec des symptômes qui, traités de façon non judicieuse, peuvent lui nuire beaucoup.

Pour cela, il est urgent et important de connaître au plus tôt l'approche du docteur Hamer.

Ce livre explique la théorie générale tant de Hamer que de l'utilisation de l'eau de mer.

Les professionnels de la santé qui connaissent ces deux thèmes sont les mieux préparés pour son application à chaque cas concret.

Nous pouvons faire ce qui explique ce chapitre nous-mêmes ou demander de l'aide à un professionnel (voir la section « Où pouvons-nous trouver de l'aide ? »).

Dans ce chapitre nous allons voir les pas à suivre, en fonction de la situation.

- **Situation numéro 1 : Nous allons bien** 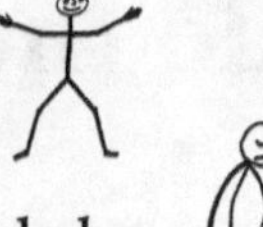

- **Situation numéro 2 : Nous sommes malades** 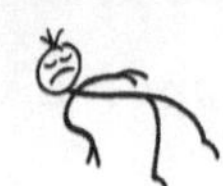

- **Situations terminales ou d'urgence**

Avant tout : décider si nous prenons de l'eau de mer ou non

Après avoir lu ce livre, nous pouvons avoir l'intuition ou sentir que l'eau de mer est faite pour nous ou non.

Pourquoi sentir ou avoir l'intuition ? Les raisons vues dans les chapitres précédents ne sont-elles pas suffisantes ?

La raison a ses limites et elle n'est pas suffisante pour guider notre conduite.

Les décisions importantes de la vie (avec qui nous nous marions, ce que nous étudions, quel métier nous choisissons, etc.) ne se prennent pas uniquement avec la raison.

Quand nous sommes sereins, libres de tout préjugé et désir, notre corps nous aide à décider quelle alternative choisir en fonction des sentiments que chaque option provoque dans notre corps.

Nous pouvons aussi l'écouter pour les décisions quotidiennes.

Ou utiliser l'intuition.

Les choses naturelles : le soleil, les fruits, l'eau de mer,... sont en général toujours bénéfiques.

Mais au fur et à mesure que nous particularisons, nous trouvons des cas dans lesquels elles ne sont pas si bienfaisantes.

- Le soleil nous brûle si nous nous exposons trop de temps quand nous avons la peau très blanche ou quand nous faisons l'ascension d'une montagne très haute.
- Les fruits sont bons si nous les prenons en dehors des repas. Si nous les prenons en dessert, ils nous gâchent la digestion (sauf la pomme).
- Nous pouvons nous laver le nez avec de l'eau de mer non diluée. Mais seulement de temps en temps. Si nous le faisons tous les jours nous devons la diluer.

Il y a des cas pour lesquels il n'est pas conseillé de prendre plus d'une ou deux cuillerées à soupe d'eau de mer par jour parce qu'elle peut déclencher des processus de guérison alors que notre corps n'a pas l'énergie suffisante pour les réaliser.

C'est comme quand nous commençons les travaux sur une route et que les réserves d'argent s'épuisent avant que ceux-ci soient finis.

À la fin nous sommes moins bien qu'au début, car les travaux ne sont pas terminés et les véhicules sont bloqués.

(Nous ne guérissons pas et n'avons pas, non plus, d'énergie pour rester en vie).

De plus, nous sommes des êtres très complexes. Et il y a quelques circonstances psychologiques, avec plusieurs préoccupations simultanées, pour lesquelles même le docteur Hamer n'osait pas recommander le début du processus de soins car son évolution est imprévisible. Parfois, il est préférable de se défaire petit à petit de la préoccupation sans la résoudre totalement.

> Pour une plus grande sécurité, allez voir un médecin qui connaisse l'approche de Hamer.
>
> En voyant le scanner cérébral un expert sait s'il est dangereux de commencer une guérison importante.

> L'eau de mer peut nous aider pendant la guérison, mais, c'est nous qui, en écoutant notre intuition, pouvons arriver à savoir, mieux que quiconque, si nous devons débuter cette guérison ou pas.

Situation numéro 1 : Nous allons bien

Une fois que nous prenons de l'eau de mer tous les jours, il y a deux possibilités :

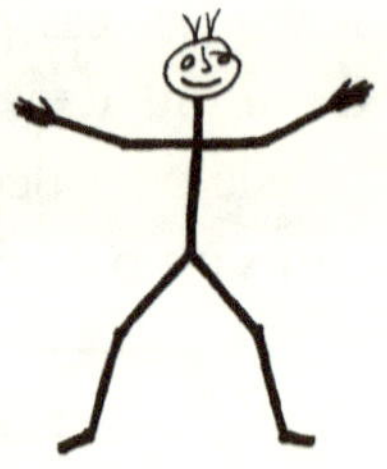

1. Nous ne sentons aucun changement si nous allions bien avant et que notre corps était bien propre de l'intérieur. Nous pouvons continuer d'en prendre, de manière préventive.
2. Nous sentons une amélioration de notre état général. Nous nous sentons mieux sous tous les angles.

Dans ce deuxième cas, si maintenant nous nous sentons mieux c'est qu'avant nous n'allions pas si bien. Nous avons passé un certain temps sans que notre corps ne fonctionne normalement.

Que fait notre corps toute la journée, en plus d'être actif et heureux ?

Continuellement, (et surtout pendant la nuit), il fait des réparations et se rénove.[*]

---

[*] Il faut se souvenir que tous les 7 ans nous renouvelons toutes les cellules de notre corps (sauf les nerfs).

Si notre corps a recommencé à fonctionner normalement et que nous avions d'importants dégâts à réparer, en quelques semaines commenceront le processus de réparation et ses dérangements.

C'est comme si nous vivions à côté d'une route bloquée par une rivière ayant débordé.

Comme aucun camion ne passe, il n'y a pas de bruits ni de dérangements.

Que se passe-t-il quand le débordement se termine et que la circulation redevient possible ?

Eh bien, rapidement beaucoup de camions, plus que d'habitude, passent et provoquent un bruit et des vibrations très fortes : Il s'agit de tous les camions qui ont attendu.

Quand la route n'est pas barrée, les camions ne se remarquent pas car ils ne passent que de temps en temps.

Maintenant qu'ils passent tous à la suite ils sont bien visibles.

Il se passe la même chose avec le corps :

S'il fonctionne normalement, il fait des réparations qui passent inaperçues.

Mais si pendant un temps il ne peut pas les faire, le travail s'accumule, et quand enfin il peut les faire, toutes les réparations sont beaucoup plus spectaculaires, et les dérangements beaucoup plus grands.

Nous découvrirons que nous n'allions pas si bien que nous le pensions, parce que nous avions des réparations en suspens. Et, une fois les dérangements terminés, nous récupérerons un niveau supérieur de bien-être et de santé.

Notre corps peut avoir des réparations en suspens pour les raisons suivantes :

- Que nous l'intoxiquions continuellement avec des médicaments.

- Qu'il ne soit pas suffisamment alimenté.
- Quand nous ne lui donnions pas de repos pendant la journée à cause de préoccupations ou de travaux physiques et que nous ne dormons pas bien la nuit.
- Quand il y a d'autres choses qui consomment son énergie, comme des infections dentaires ou des dents dévitalisées (« nerf tué »), ou quand il y a des cicatrices qui continuent d'irriter le système nerveux longtemps après la fin de la blessure. Toutes ces choses enlèvent de l'énergie aux organes qui partagent le même méridien et on les traite par thérapie neurale (après l'extraction nécessaire des dents). Voir dans la Bibliographie, le *Livre du docteur Adler*.

L'eau de mer nous aide dans les deux premiers cas.

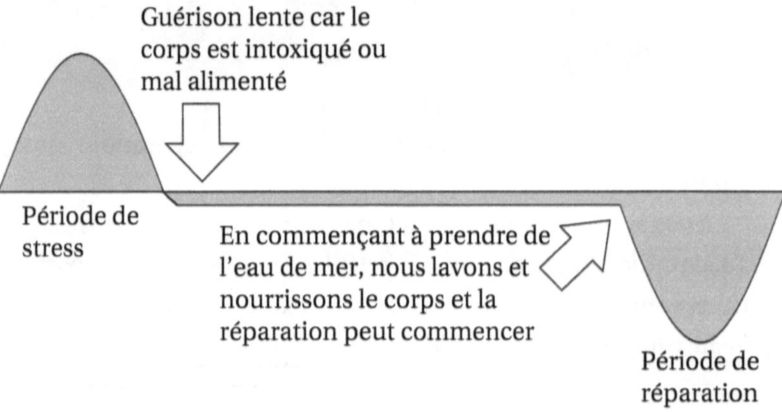

Si, après avoir pris de l'eau de mer apparaissent des gênes importantes nous pouvons suivre ce qui est dit ci-dessous.

Dans cette section nous allons voir les deux pas à suivre :

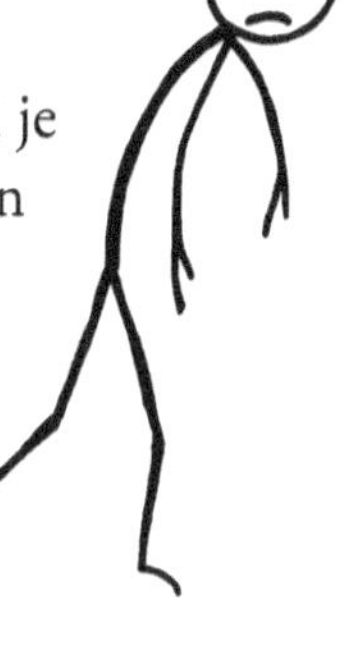

1. Découvrir comment je suis tombé malade et si je suis dans la période de guérison ou encore en période de stress.
2. Appliquer des thérapies ou des remèdes pour aider à la réparation du corps et éviter de rechuter dans la préoccupation qui est la cause de ma maladie.

C'est-à-dire :

1) Trouver quelle est la préoccupation ayant causé ma maladie et savoir si je suis encore en phase de stress ou déjà en phase de guérison.

(Si tant est qu'il n'y ait pas d'autre origine comme : intoxication, accident, parasites ou malnutrition)

Consulter les « tableaux de Hamer » qui disent des choses comme :

- Cancer du poumon : peur de la mort, envie de vivre.
- Cancer du sein : se sentir douloureusement séparée du mari ou de l'enfant.
- Décalcification, ostéoporose : se sentir inférieur aux autres dans un certain aspect.
- Etc.

(La fin du chapitre 6 explique comment obtenir cette information)

Normalement, la maladie a commencé lors de la dernière contrariété grave que nous avons éprouvée, mais parfois, c'est le contraire : une souffrance grave que nous venons de surmonter.

Ainsi : la leucémie, le lymphome, le cancer du sein et les hémorroïdes commencent à se développer juste quand nous sommes sortis d'une préoccupation importante.

Dans ces cas, notre corps s'est altéré lors de la préoccupation mais nous n'avons rien senti.

Dans les tableaux nous confirmons ce que, peut-être, nous savions déjà : quelle préoccupation est la cause de la maladie.

Grâce à cela, nous savons désormais si nous sommes en phase de stress ou de guérison, parce que nous savons si nous l'avons résolue ou non.

De plus, les symptômes de notre corps nous le confirment :

Les symptômes pendant la phase de préoccupation sont :

- irritabilité, mains et pieds froids, peu d'appétit, insomnie.
- ulcères avec ses douleurs associées, douleurs d'angine de poitrine, tension élevée,...

Les symptômes de guérison sont :

- inflammations, picotements, rougeurs, chaleur ou fièvre.
- maux de tête, douleurs musculaires, des os.
- tranquillité, mains et pieds chauds, bon appétit, sommeil profond, fatigue, tension basse.
- pus et hémorragies (vaginales, anales, crachats sanglants,...), sont les cellules dont le corps n'a plus besoin, comme les ovocytes trop mûrs ou les tumeurs devenues inutiles.

L'autre façon de le savoir est en faisant un scanner cérébral (sans contraste *), et en demandant l'analyse d'un expert en Hamer.

2) Appliquer des thérapies ou remèdes pour aider la réparation du corps et éviter de rechuter dans la préoccupation étant à l'origine de ma maladie.

Si nous sommes encore dans la phase de stress, l'eau de mer détendra notre corps, et ainsi nous aurons plus de sérénité pour trouver la solution de la préoccupation.

Lors de cette phase, il ne faut pas perdre de vue que notre objectif est de résoudre la préoccupation pour que le corps entre dans la phase de guérison.

Dans la section suivante, on mentionne quelques travaux psychologiques qui peuvent être faits pour résoudre la préoccupation.

L'eau de mer nous calmera et peut apaiser les symptômes du corps, mais elle ne résout pas la préoccupation.

Si nous ne résolvons pas la préoccupation, dès que nous arrêtons d'en prendre, les symptômes reviendront (par exemple la constipation).

Si nous sommes déjà dans la phase de guérison, l'eau de mer nous aidera à la terminer plus rapidement et avec un meilleur état général.

> Dans la majorité des cas, juste en suivant une vie normale, le corps effectue normalement sa guérison.

(*) Le contraste est un liquide radioactif qui colore l'image et qui ne sert pas pour l'analyse de Hamer. Sans contraste, l'image est plus réelle.

Rappelons que le cancer du sein, les lymphomes, la bronchite,… sont juste des symptômes qui montrent que nous sommes dans la phase de guérison.

Il suffit de continuer sa vie et son régime habituel pour que le corps achève sa guérison.

L'eau de mer nous aidera, mais notre corps peut aussi réussir sans elle.

L'eau de mer ne nous évitera pas de passer par les symptômes de cette étape et les symptômes disparaîtront d'eux-mêmes quand la guérison sera terminée.

> De même que les camions de travaux disparaissent avec leurs bruits et dérangements quand ils finissent de réparer la rue.

Pendant la guérison, nous pouvons avoir recours aux remèdes que nous pensons opportuns, mais toujours en se rappelant que :

J'irai « vers l'avant » si je résous la préoccupation ayant causé la maladie, ou j'irai « vers l'arrière » si je rechute avec elle.

Une complication qu'il faut éviter :

La complication la plus fréquente est la rétention de liquides. Cela peut arriver quand on amène un malade à l'hôpital et cela le fait se sentir comme « un poisson hors de l'eau ». Cela met en péril le succès de la guérison.

S'il est impossible d'éviter la cause principale de cette rétention de liquides, Hamer recomande divers traitements symptomatiques, l'un d'eux est un bain d'eau salée isotonique.

Comme diurétique, l'eau de mer, prise de n'importe quelle façon, est très efficace.

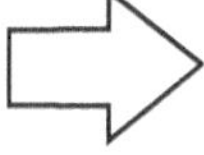

Quand la préoccupation a été intense et qu'elle a duré plusieurs mois, Hamer recommande de suivre l'évolution de la guérison avec des scanners fréquents.

Il peut être convenable de prendre des médicaments (anti-inflammatoires), qui réduisent la vitesse de guérison et l'allongent, mais qui évitent que la guérison épuise l'énergie du malade. (Ainsi mouraient les tuberculeux, voir les détails à l'appendice 1).

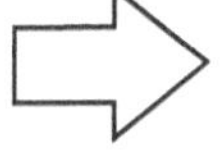

Il faut aussi réduire la vitesse de guérison quand la taille des inflammations risque de bloquer les bronches et asphyxier le malade.

(Cette occlusion est similaire à celle décrite aux p.82 et 83).

En plus des corticoïdes on peut utiliser d'autres substances excitantes que l'on trouve à la maison, (comme le thé, le café, le coca-cola), rafraichir la tête du malade, comme dans le cas expliqué au 13ème chapitre et rester actif le plus possible.

Aides psychologiques pour résoudre la préoccupation

Hamer nous aide pour que nous découvrions ce qui nous arrive et quelle préoccupation se produit. C'est le diagnostic.

Si nous avons toujours la préoccupation, nous pouvons utiliser des thérapies psychologiques (comme la EMDR, EFT, etc.), parler avec un ami ou se confesser auprès d'un vrai(*) prêtre.

> Le fait de parler ou d'écrire sur ce qui nous fait mal, est souvent suffisant pour surmonter la préoccupation.

L'acupuncture, l'homéopathie, les fleurs de Bach, les herbes, les régimes, etc. peuvent aussi nous aider.

> Les préoccupations d'une personne peuvent dépendre beaucoup de ce qui l'entoure. Même si le malade est celui qui dirige sa maladie, dans ce cas il est préférable que les thérapies psychologiques incluent les proches.

Pour éviter que l'on rechute dans cette préoccupation ou dans d'autres, il est recommandé de faire un travail plus profond, celui-ci est expliqué dans le chapitre suivant.

L'eau de mer et le froid sur la tête lors de la guérison

Plus on prend de l'eau de mer, plus la guérison est rapide et intense. Moins nous en prenons, plus elle sera longue mais supportable.

Peu importe si nous la prenons telle quelle ou diluée, les effets sont les mêmes. Celle que nous utilisons pour cuisiner ne compte pas car en la chauffant, elle perd ses propriétés.

> Si la guérison est trop intense et nous provoque des douleurs ou inflammations trop importantes, nous en réduirons la dose ou nous arrêterons d'en prendre pendant quelques jours.

(*) Un curé ordonné avant 1968. Pour plus d'informations, vous pouvez consulter les sites : a-c-r-f.com, catholicapedia.net

Comme nous l'avons vu dans le chapitre précédent, en parlant de la crise cardiaque, chaque fois que nous sommes en train de guérir de quelque chose nous avons une inflammation au cerveau (que les médecins appellent « tumeur cérébrale »).

C'est cette inflammation qui nous produit le mal de tête, et plus elle est grande, plus nous aurons mal à la tête.

Si nous nous appliquons du froid sur la tête, cette douleur s'apaisera sans interrompre le processus de guérison.

> En revanche, si nous prenons des médicaments anti-inflammatoires, les maux de tête cessent mais le corps interrompt la guérison jusqu'à ce qu'il les élimine.

Nous pouvons nous mettre un torchon froid ou une poche de glace sur la zone de la tête où nous avons le plus mal et qui est la plus chaude et éviter d'avoir chaud à la tête. Par exemple, il ne faut pas avoir la tête exposée au soleil ni aller au sauna.

Autres commentaires

Généralement, plus la maladie est grave, plus il est facile de découvrir la cause et l'étape dans laquelle on se trouve.

Les petites maladies motivées par des préoccupations moins importantes ou très supportables sont plus difficiles à identifier et à résoudre.

> Il est plus facile de trouver et d'expulser du jardin un cheval qu'un rat, car on ignore même où se trouve le rat.

Pour la guérison du malade, une aide très importante est que son entourage de confiance (famille, amis proches) connaisse l'approche de Hamer.

Situation numéro 3 : cas terminaux ou d'urgence

Dans ces cas, l'eau de mer peut conduire à des miracles et améliore toujours l'état d'esprit.

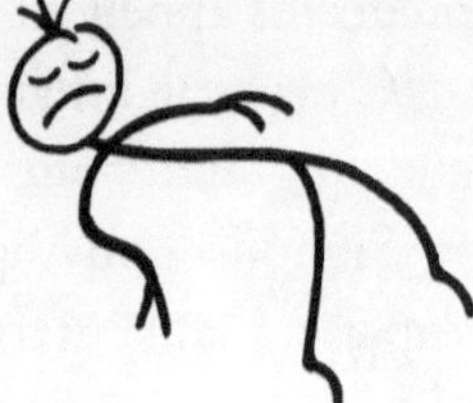

Comme René Quinton l'a vérifié

- premièrement avec les chiens qu'il saignait totalement (et qui se remettaient en leur injectant de l'eau de mer jusqu'à être mieux qu'avant),
- avec les mourants qu'il sauva en quelques heures.

Dans ces cas, il faut donner au malade une quantité considérable d'eau de mer (isotonique).

Dans le cas d'hémorragies l'injection intraveineuse sera nécessaire à cause de sa rapidité d'action.

> L'eau de mer (diluée) ne contient pas les plaquettes, globules blancs et rouges du sang, mais elle le substitue jusqu'à que le corps les crée de nouveau. Souvenons-nous que le vade-mecum médical français disait « il est possible de remplacer la masse sanguine d'un animal… sans qu'il y ait de problèmes pour l'organisme ».
>
> Le « sérum physiologique » conventionnel déséquilibre l'organisme(*), a des contre-indications et en lui, les globules blancs meurent. Par contre, l'eau de mer diluée est neutre, en elle vivent les globules blancs et « elle n'a pas de contre-indication »[3].

Dans d'autres situations terminales, l'injection intraveineuse est aussi la manière plus indiquée de donner l'eau de mer, mais si les

---

(*) Le sérum conventionnel est acide (pH de 5,5), alors que l'eau de mer diluée (sérum marin) est neutre, avec un pH de 7,2 comme celui de notre corps.

circonstances la rendent impossible, on peut l'administrer de façon sous-cutanée.

Toujours avec une amélioration dès le premier moment.

Voyons deux cas comme exemples :

Une personne aux soins intensifs d'un hôpital dans lequel on ne reconnaît pas l'utilisation médicale de l'eau de mer.

La voie intraveineuse étant impossible, ni la voie orale (si le malade est intubé), il ne reste que la voie cutanée (compresses d'eau de mer sur la tête et autres parties du corps) et la voie anale (avec des applications d'eau de mer isotonique). Même si le malade l'expulse quelque temps après, il absorbera toujours quelque chose.

Bébé condamné dans sa maison après avoir fait de la chimiothérapie, radiothérapie, etc.

(Nous supposons que nous nous trouvons dans le meilleur milieu : un pays où il est légal d'injecter de l'eau de mer – pas dans l'UE –, et les parents et la famille sont réceptifs au traitement avec de l'eau de mer).

En fonction de l'état plus ou moins critique du bébé, les piqûres et les lavements sont préférables à la voie orale (en utilisant de l'eau de mer isotonique).

Nous pouvons aussi le baigner dans de l'eau de mer tiède, ou lui appliquer des compresses d'eau de mer sur la tête, mais tout cela est superflu si nous avons fait ce qui est dit précédemment.

Au lieu de tout cela, il lui sera beaucoup plus bénéfique que nous le serrions dans nos bras, peau contre peau sur la poitrine (*Mère kangourou*: cihr-irsc.gc.ca/f/46094.html).

Dans le cas où la maladie que nous voulons surmonter n'est pas quelque chose de simple comme une intoxication, et qu'elle a une origine psychologique, nous devons choisir :

1 Qui va nous aider à trouver la cause, à faire le **diagnostic** (un médecin ou thérapeute qui connaisse Hamer).

2 Qui va nous aider à **surmonter la préoccupation** (si nous ne l'avons pas encore surmontée).

3 Qui va nous aider **lors de la guérison** (surtout si la préoccupation a duré longtemps et a été intense et, par conséquent, on prévoit une guérison aussi intense). (Voir ce qui est dit dans le Chapitre 7).

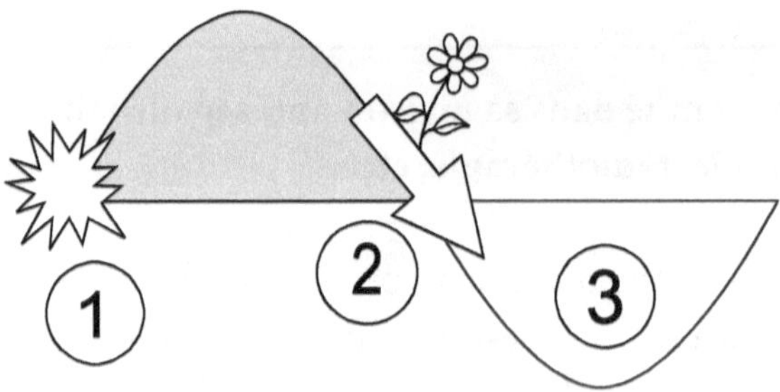

Il peut s'agir de la même personne ou de différentes.

Il se peut que les qualités personnelles du professionnel choisi pour le diagnostic soient suffisantes pour nous aider à surmonter la préoccupation ou il est possible qu'il soit préférable de suivre une thérapie.

Il y a beaucoup de médecins et thérapeutes qui utilisent les découvertes de Hamer et donnent à leurs thérapies des noms les plus divers, il est donc important de nous informer pour savoir s'ils suivent les enseignements de Hamer. (Voir l'information à la fin du chapitre 6).

Il est plus difficile de trouver quelqu'un qui, en plus, ait de l'expérience dans l'utilisation médicale de l'eau de mer.

C'est au Nicaragua que ces savoirs se conjuguent le plus, car on enseigne Hamer dans les principales universités et l'utilisation médicale de l'eau de mer est assez étendue.

> Vous pouvez vous adresser à la Clinique Santo Domingo (Tél. : +505 22 22 25 98). Sa directrice, le docteur Maria Teresa Ilari Valentí fait la promotion de l'utilisation médicale de l'eau de mer et de Hamer au Nicaragua.
> Vous trouverez également des adresses sur le site internet du livre.

Au secours ! Aujourd'hui j'ai eu un choc émotif !

Nous avons vu l'importance de résoudre les préoccupations le plus tôt possible, pour que le corps ait moins de travail et que les symptômes de la guérison passent inaperçus.

Comment résoudre les chocs émotifs quotidiens.

Déjà Pythagore, dans ses *Vers d'or*, nous disait comment le faire :

> En faisant un examen de conscience tous les soirs avant de s'endormir. Reconnaître les erreurs et les choses que nous avons bien faites. « Faire la paix » mentalement avec tous.
> Comme disait Paracelse : « Force-toi pour penser du bien de ton plus grand ennemi. Ton âme est un temple qui ne doit jamais être profané par la haine. »

Et que la dernière pensée avant de nous endormir soit d'une absolue confiance en un jour prochain meilleur.

> La dernière pensée avant de nous endormir, (et avant de mourir), est très importante parce qu'elle décide comment

sera notre rêve. (C'est pour cela que les chrétiens ont toujours dit que jusqu'au dernier moment on peut réparer toute une vie d'erreurs – comme le narre le roman de Tolstoï *La Mort d'Ivan Ilitch*).

Astuces pour se détendre quand quelque chose nous a perturbés

Aller uriner

Les mamans recommandent à leurs enfants d'aller « faire pipi » après une peur. Peut-être parce que pour uriner nous devons détendre volontairement le sphincter de la vessie. De cette manière, nous nous obligeons à nous détendre jusqu'au point de pouvoir uriner.

Respirer profondément

La nuit est la période naturelle de guérison du stress de la journée.

Quel meilleur moment pour nous libérer des préoccupations que lorsque le rythme naturel de notre corps nous y mène ?

Une douche ou un bain chaud, comme nous faisons avec les bébés avant de les coucher, est d'une grande aide. Les Japonais le font souvent.

Si, chaque nuit, nous réparons les dommages corporaux issus des préoccupations de la journée, les symptômes de la phase de guérison passeront inaperçus.

Si jamais les réparations nocturnes n'ont pas été suffisantes, nous consacrons un jour par semaine à ne pas travailler et à rétablir la paix là où il reste un peu de préoccupation. (Les chrétiens l'appellent : « sanctifier les fêtes »).

Chapitre 10

Comment éviter les chocs émotifs

Hamer nous dit ce qui nous arrive.
Mais il ne nous dit pas comment résoudre la préoccupation,
ni que faire pour ne plus l'avoir de nouveau.

Nous avons vu que beaucoup de fois, lorsque nous croyons que nous sommes malades, nous sommes en réalité déjà en train de guérir (le mercredi).

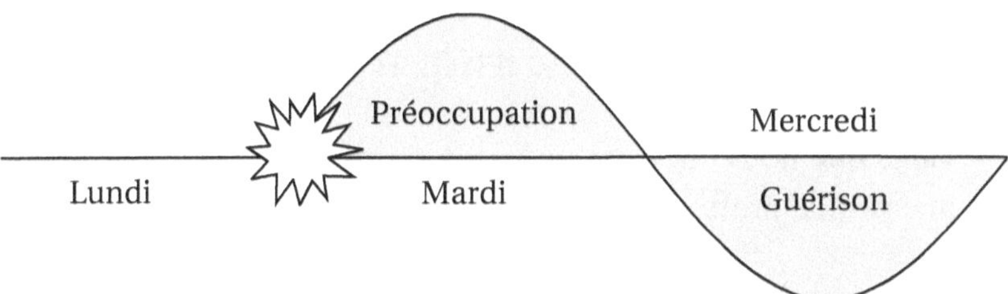

Nous avons vu que le mardi, quand nous étions préoccupés, est le jour où nous pouvons avoir besoin d'une thérapie pour résoudre la préoccupation.

Hamer nous rappelle ce qui nous arriva le lundi soir et qui provoqua tout.

« Ce qui nous arriva le lundi soir, et qui provoqua en nous le choc émotif, n'est rien de plus qu'une étincelle qui fit exploser la poudre que nous avions accumulée auparavant, au cours de notre vie. »

Antonio Tagliati.

Nous pouvons nous rendre compte que :

Nous-mêmes nous nous créons les difficultés quand nous donnons **trop** d'importance :

À ce que nous possédons (ma maison, ma voiture, mes bijoux)
À nos idées (goûts, croyances, etc.)
À ce que nous voulons (*je veux ceci et je le veux comme cela*)
À ce que nous pensons être (femme, Anglaise, avocat)

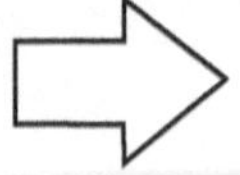

Nous pouvons aussi ressentir comme personnel, et en tomber malades, par ce qui arrive à une autre personne ou à notre personnage favori d'un roman.

Ainsi, en prenant **trop** au sérieux ce qui compte pour nous, nous nous énervons quand quelqu'un parle mal des avocats, ou des Anglais, ou des femmes, ou de ce qui nous plaît, ou de ma voiture, maison, etc.

Parce que nous oublions que nous pouvons changer de voiture, de maison, de profession ou de nationalité et continuer à être heureux.

Nous pouvons continuer à être heureux dans n'importe quelle circonstance.

Il est normal que nous nous trompions et que nous tombions malades. Puis nous retombions malades de la même chose car nous n'avons pas appris la leçon.

Il est impossible d'agir toujours parfaitement, mais nous pouvons toujours apprendre de nos erreurs.

> Nous apprenons en nous trompant, comme les enfants quand ils apprennent à marcher : ils tombent plusieurs fois, se relèvent et au final ils y arrivent.

Grâce à Hamer, nous savons ce que nous devons apprendre à chaque maladie.

Parce qu'il nous explique quelle est l'erreur correspondant à chaque maladie.

Dans le cas de l'argent perdu cité précédemment :

- Si le plus important pour moi est d'être autrement (car je ne suis pas content de moi), je penserai que c'est de ma faute si je l'ai perdu et mes os se décalcifieront.
- Si le plus important pour moi est de me comporter de manière exemplaire, sans tache, je penserai que quelqu'un d'autre, moins parfait que moi, me l'a volé. Je sens qu'on m'a joué un « tour de cochon » et ainsi je me créerai un cancer du colon.

Cela continuera à nous arriver tant que nous n'ayons pas appris que ce que nous considérons comme « si important », ne l'est pas.

> Cas réel : homme avec cancer du colon rectal. Quand on lui demande si on lui a fait un « tour de cochon », il répond : « pas un seul, beaucoup ! »

- Je peux essayer d'être autrement.
- Je peux essayer de me comporter parfaitement mais sans être **obsédé** par cela.

> La traduction littérale de « le Démon » dans le
> Coran est « celui qui obsède » (*Sheitan*).
>
> C'est celui qui fait que nous prenions trop au
> sérieux certaines choses : le bien de l'Humanité,
> notre prestige, nos biens,…

Et n'utilisons pas les connaissances que Hamer nous donne pour juger ceux qui sont malades.

- Parce que nous ne sommes personne pour juger.
- Parce que les erreurs des autres ne servent pas d'excuse pour les miennes (« je l'ai frappé car il m'a insulté »).

Rappelons que, dans la scène du jugement du *Livre des morts* égyptien, après la mort, le cœur de chacun d'entre nous est pesé individuellement.

Celui dont le cœur pèse plus qu'une plume est dévoré par le crocodile qui regarde attentivement le fléau de la balance.

Ce que pèse le cœur de mon voisin ne rendra pas le mien plus léger.

(Notre cœur est lourd quand il est rempli de désirs, peurs, haines, rancœurs,…)

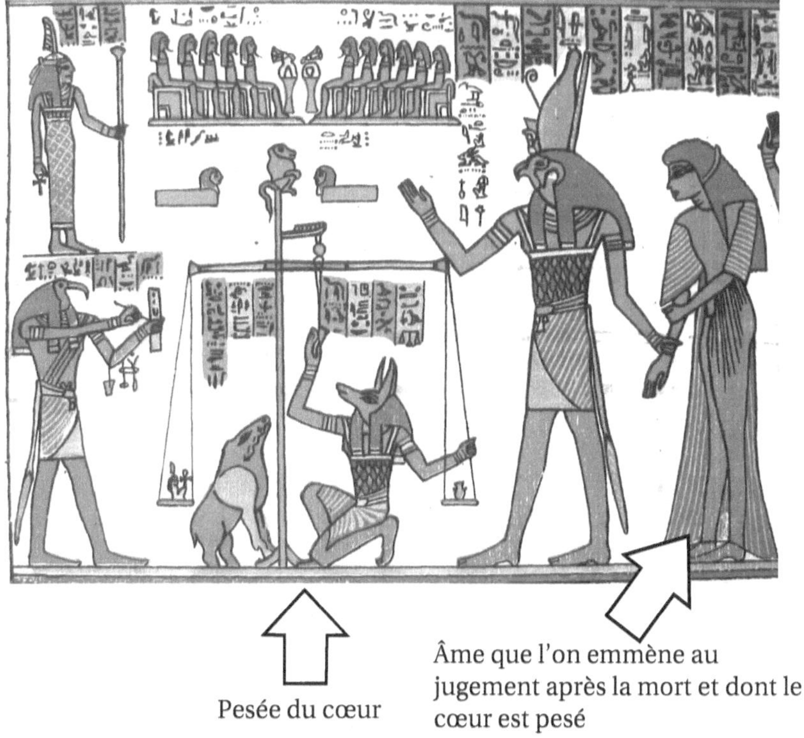

Il est convenable que nous fassions les choses avec attention et soin, mais sans nous obséder par ce que nous faisons ni par le résultat.

- Parce que, à chaque moment correspond une chose à faire, et si nous sommes obsédés par une tâche, nous aurons du mal à la laisser et nous arriverons en retard à la nouvelle tâche.
- Parce que les résultats se produisent par la confluence de beaucoup de choses. Nous sommes uniquement une d'entre elles. Nous ne pouvons pas vouloir compenser le reste des choses adverses à ce seul fait.

C'est d'accord, je vais agir sans obstination ni intérêt personnel. Mais alors, que puis-je faire ?

Nous sommes tous différents et avons reçu des dons et des faiblesses.

Notre mission particulière est d'utiliser nos dons (sans orgueil, car nous les avons reçus gratuitement), en évitant au maximum de tomber dans nos faiblesses. (L'astrologie peut nous aider à les connaître).

Et, en général, nous pouvons nous consacrer à :

Aimer tout le monde (y compris nous-mêmes et nos ennemis *) au maximum :

- de toutes nos forces
- de tout notre cœur
- avec toute notre intelligence

(Que nous fassions, et que nous plaise, ce que nous comprenions qui est le mieux pour tous, y compris nous-mêmes et nos ennemis).

C'est cela maintenir unis le cœur et la tête.

Les tueurs à gages des films sont un exemple de personnes qui ne recherchent pas le bien de tous (**).

Il est facile de nous tromper et de nous dédier à quelque chose qui, nous nous en rendons compte en apprenant plus, a produit l'effet contraire à notre intention.

Dans ce cas, on rectifie le plus tôt possible, et sans plus de remords, nous nous dédions à quelque chose de nouveau. (« Le père fait une plus grande fête pour le fils prodigue qui revient, que pour le fils fidèle. » Luc 15:11).

La vie ne perd-elle pas son charme si nous ne luttons pas, si nous ne souffrons pas et que nous ne nous réjouissons pas ?

Sentir la douleur est utile, parce qu'elle nous avertit que nous nous sommes fait une blessure que nous devons soigner.

(*) « Quiconque a de la haine contre son frère est un meurtrier. » I S. Jean 3, 15) « Quiconque se met en colère contre son frère mérite d'être puni par les juges. » Matth. 5, 22.

(**) Dans le fabuleux film *Il était une fois dans l'Ouest (Once upon a time in the West)*, Morton est en train de jouer aux cartes avec des bandits qu'il veut convaincre de tuer leur chef. Au lieu des cartes, il met des billets sur la table. Un bandit lui demande : « Comment joue-t-on à cela ? » Morton répond : « C'est très simple, il suffit d'utiliser la tête. » (Parce que pour assassiner quelqu'un pour de l'argent il faut uniquement utiliser la tête, le cœur refuse).

Nous pouvons accepter la douleur et après ne plus en tenir compte, comme les enfants qui tombent par terre en jouant, se font mal, et en étant réconfortés par leur mère, oublient subitement leur blessure, la douleur et recommencent à jouer.

Ou nous pouvons supporter la douleur avec souffrance. La souffrance est une autre façon d'apprendre. Plus lente. Comme le chemin de la gauche dans *La montée du Carmel* de Saint Jean de la Croix.

Quand je suis en train de faire des choses très délicates ou qui me demandent beaucoup d'effort, les intérêts et les peurs nous gênent.

Les meilleurs artistes, les meilleurs judokas, les meilleurs archers savent que dans les moments les plus importants ils doivent mettre de côté leurs intérêts et leurs peurs.

Quand nous, les adultes, proposons aux adolescents, nouveaux hommes et femmes qui arrivent à la vie :

- qu'ils luttent pour gagner leur argent, maison et voiture,
- et qu'ensuite ils se battent pour garder ce qu'ils obtiennent,

ils le rejettent complètement.

Parce qu'ils se rappellent que, au-delà de la lutte, satisfactions et souffrances qu'on leur propose, la vie garde des choses merveilleuses.

Et ils les réclament.

Chapitre 11

Relations médecin – patient

Personne ne peut prédire l'avenir

Par conséquent, toutes les prévisions d'évolution de la maladie, (autant dans un sens que dans l'autre), même si elles ont des bases solides (comme Hamer), étant donné les nombreux facteurs qui peuvent l'affecter (médicaments, alimentation, entourage, rechutes dans le choc émotif, etc.), sont uniquement une prévision du médecin, qui a pour limite de validité son expérience et ses connaissances.

De cette manière, quand nous recevons un pronostic défavorable comme :

> « Vous ne recouvrerez jamais la vue parce que vous avez eu beaucoup de rechutes (dans la préoccupation). »

Nous devons nous rappeler ce qui est dit précédemment et ajouter mentalement (si le médecin ne le dit pas) :

> « Il est possible qu'il y ait un autre médecin ayant d'autres expériences et connaissances qui puisse nous guérir. »

Chaque thérapie a son meilleur champ d'action

Chaque traitement ou remède est plus approprié pour certaines choses que pour d'autres.

Si nous appliquons un remède qui n'est pas le plus approprié, nous perdons du temps que nous aurions pu utiliser avec un remède plus approprié.

Par exemple : si nous nous cassons un bras, l'eau de mer sera bénéfique, mais si nous n'allons pas voir un médecin pour qu'il nous répare le bras, il ne guérira pas bien.

Ou le remède peut se transformer en une béquille perpétuelle pour compenser un mal que nous avons autre part.

Par exemple :

- Une constipation s'élimine facilement avec de l'eau de mer, mais, avec elle, nous ne réglons pas l'origine du problème. Même si nous pouvons prendre de l'eau de mer pendant que nous recherchons un autre remède ou thérapie qui la guérira vraiment.
- Nous ne devons pas utiliser l'eau de mer, qui diminue l'effet de gueule de bois, comme soutien pour continuer à nous saouler.

Sommes-nous en train de tomber dans l'effet « halo » ?

Lorsqu'une personne nous attire par un certain aspect (beauté, pouvoir, intelligence,…), nous tendons à excuser ses autres imperfections.

Quand cela se produit dans une relation entre un homme et une femme, nous disons qu' « il est amoureux » : il voit un aspect de la personne mais il est totalement aveugle en ce qui concerne les autres aspects.

Cela peut se produire dans n'importe quelle relation : pères et fils, professeurs et élèves, hommes et femmes, ou médecins et patients.

Nous pouvons être émerveillés par la beauté de sa clinique, par son diagnostic brillant et ne pas voir que le conseil qu'il nous donne n'est pas celui qui nous convient le mieux.

Et au contraire, un aspect que nous n'aimons pas chez une personne peut nous rendre sourds à ses bons conseils.

Nous sommes responsables de ce qui nous arrive

Mais nous ne devons pas utiliser cette responsabilité pour juger le malade ou pour nous juger nous, quand nous sommes malades.

> *« Jésus vit, en passant, un aveugle de naissance. Maître, lui demandèrent ses disciples, est-ce que cet homme a péché, ou ses parents, pour qu'il soit né aveugle? »* Jésus répondit : *« Ni lui, ni ses parents n'ont péché, mais c'est pour que les œuvres de Dieu se manifestent en lui. »* (Jean, 9).

Jésus évite de juger et aide ses disciples à transférer l'attention d'un simpliste et tranquillisant **pourquoi** (« nous avons trouvé la cause, nous avons trouvé le coupable ») [*], à un **pour que**, complexe et stimulant.

(Les *pourquoi* sont négatifs, les *pour que* sont positifs. Jésus voit le côté positif partout).

Au lieu de nous punir avec un « pourquoi cela m'est-il arrivé », nous pouvons penser « dans quel but cela m'est-il arrivé », « qu'est ce que cela peut m'apprendre ? ». Et Hamer nous le montre très clairement dans ses « tableaux ».

Un traitement ou remède peut être trop fort pour le patient

Chacun d'entre nous peut assimiler jusqu'à un certain niveau. Audessus de celui-ci, soit nous l'évitons, soit il nous fait du mal.

---

[*] Dans certaines sociétés (tribus africaines, entreprises au Japon), quand quelqu'un est malade ou commet une erreur, toute la communauté se réunit pour confesser comment chacun pense qu'il a pu collaborer à cela.

Exemples :
- Des gens vivent toute la journée au soleil, mais ceux qui ont la peau très blanche, s'ils tentent de le faire, soit se protègent du soleil en se couvrant avec une chemise soit se brûlent la peau.
- Des gens peuvent regarder le soleil directement, mais beaucoup d'autres, s'ils tentent de le faire, arrêtent immédiatement de regarder le soleil ou auront des lésions oculaires.
- Des chamans prennent des drogues hallucinogènes habituellement, alors que d'autres personnes peuvent devenir folles à cause d'elles.

La meilleure thérapie est celle qui nous apprend à nous guérir nous-mêmes et à ne pas retomber malades

> Comme quand nous conduisons la voiture chez le garagiste parce qu'elle a les pneumatiques usés, un bon garagiste nous dira : « Je vous change les pneus, mais si vous ne faites pas le parallélisme, les nouveaux pneumatiques vont durer quatre jours. »

Si nous apprenons à nous guérir nous-mêmes et à éviter les causes de notre maladie, nous ne serons pas dépendants :

- D'un médecin, d'une thérapie, d'un médicament, d'un produit ou d'un rite, transformés en malades chroniques.
- D'un destin imprévisible sous forme de « causes multiples » de la maladie.

> Ce n'est pas une tumeur maligne qui use les pneumatiques de ma voiture, ni la malchance.
> C'est que le parallélisme n'est pas fait.

De plus, si les médecins comprennent la cause de la maladie, le résultat de leurs thérapies ne dépendra pas d'un destin aveugle et ils ne croiront pas de manière erronée en des thérapies qui n'eurent du succès que parce qu'elles furent appliquées quand le patient était déjà en train de guérir.

Toute thérapie ou remède qui s'applique quand le patient est déjà en train de guérir (il a une leucémie, un cancer du sein, etc.), aura du succès. Parce que, tant que la thérapie n'interrompt pas la guérison parce qu'elle intoxique le corps ou lui enlève de l'énergie, le malade achèvera sa récupération (s'il ne rechute pas dans la préoccupation).

C'est ce qu'il se passait quand Quinton donnait de l'eau de mer à des patients atteints de cancer (Voir l'appendice 1 : *Principe scientifique*).

Nous pouvons aider le corps en excès

Lorsque nous avons un accident et que nous nous cassons une jambe, après la période pendant laquelle nous portons un plâtre pour que l'os se soude, nous faisons de la rééducation.

Lors de la rééducation, on nous aide à récupérer le mouvement de la jambe.

Au début on nous aide beaucoup, parce que nous n'arrivons presque pas à rester debout.

Au fur et à mesure que nous retrouvons des forces, on nous aide de moins en moins.

Et cela jusqu'au moment où nous pouvons remarcher seuls.

Si au lieu de cela nous recevions une aide excessive et qu'on nous donnait un fauteuil roulant, nous ne ferions pas les exercices pour remarcher et nous resterions en fauteuil roulant pour le reste de notre vie.

C'est la même chose pour d'autres parties du corps.

Le corps ne se comporte pas toujours de la même façon. Il y a des jours où nous sommes plus fatigués, d'autres où nous le sommes moins, un jour nous nous sentons un peu mieux, d'autres un peu moins bien, etc.

Nous pouvons voir moins bien à cause d'une déformation temporaire de l'œil (due à une tension continue des muscles qui l'orientent).

Si ce jour-là nous mettons des lentilles de contact, nous recouvrons la vision mais… quand la tension des muscles de l'œil disparaît et l'œil tend à récupérer sa forme, comme l'œil voit plus mal avec les lentilles, il arrête sa récupération. Il s'adapte à « l'aide ». (Les lentilles ont été calculées pour un oeil déformé. L'oeil qui veut récupérer sa forme ne voit pas bien).

Si le prochain jour où nous voyons un peu moins bien nous mettons des lentilles plus puissantes,… nous finirons avec des lentilles de contact très épaisses. Plus d'information sur le site internet du livre.

La même chose se produit avec la tension, l'ouïe, le rein, le cœur, la thyroïde, le pancréas, etc.

Avant de nous appuyer sur un remède ou une thérapie, nous devons comprendre le mieux possible ce qu'il nous arrive, parce que souvent, c'est seulement temporaire et facilement réparable.

Chapitre 12

Utilisation médicale de l'eau de mer au Nicaragua

Depuis l'année 2003 on utilise de l'eau de mer comme remède et comme aliment au Nicaragua. 50 médecins et thérapeutes la prescrivent et distribuent 5 000 litres d'eau de mer par mois (principalement à Managua et aux alentours).

Il s'agit du pays où l'utilisation médicale de l'eau de mer est la plus étendue et où le système de distribution d'eau de mer est le plus établi.

Pour cela beaucoup d'organismes collaborent : ministères, universités, mairies, associations, différents ordres et congrégations religieuses, entreprises, fondations et médecins, thérapeutes et volontaires.

Chacun apporte de manière désintéressée sa collaboration dans son domaine et ils arrivent à faire en sorte que l'eau de mer soit gratuite pour celui qui la reçoit.

Les universités font les analyses de l'eau et forment des médecins à son utilisation médicale, le gouvernement maintient son soutien même si le parti à sa tête change, la mairie de Managua collabore avec le transport, les entreprises font des dons de réservoirs et de matériel, divers ordres et congrégations religieuses cèdent leurs installations et véhicules pour faire la distribution, les fondations soutiennent financièrement quand c'est nécessaire et les associations expliquent aux personnes les bienfaits de l'eau de mer.

Et tout cela est possible grâce aux cœurs de tous ceux qui collaborent à ces organismes et médecins, thérapeutes, volontaires, malades et tous ceux qui ont su voir les bienfaits de l'eau de mer.

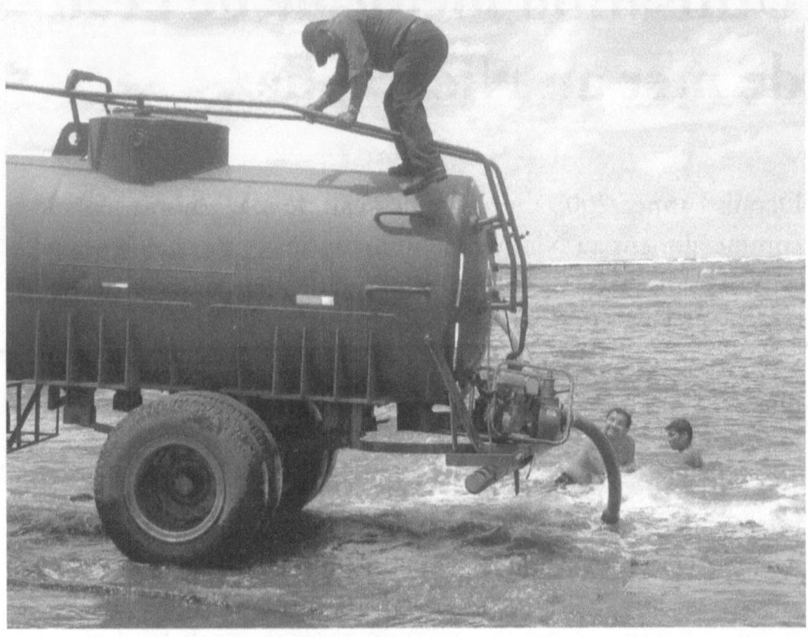

L'eau se recueille sur la plage du Pacifique la plus proche de Managua avec un camion citerne (l'eau n'est pas cristalline).

Dans la suite se trouve un résumé de l'enquête réalisée par l'auteur sur des patients traités avec de l'eau de mer en février 2009.

(Elle est disponible entièrement sur le site internet du livre).

Résumé de l'enquête

L'enquête fut réalisée dans des cabinets publics et privés de Managua grâce à l'invitation du docteur Maria Teresa Ilari, directrice de la Clinique Santo Domingo (des P.P. Jésuites), principal centre de distribution, et grâce à la sœur Julie Marciacq qui organisa les entretiens.

Le régime des patients ayant répondu à l'enquête est le suivant : riz avec des haricots, viande, produits laitiers et un peu de légumes.

Ils boivent des boissons fraîches faites à base de jus de fruit et sucre, et des boissons sucrées. Ils mangent très peu de légumes.

Résultats

Les patients interrogés utilisent ou ont utilisé l'eau de mer comme médicament, seule ou avec d'autres traitements.

Les patients prennent l'eau telle quelle, diluée dans diverses proportions avec de l'eau normale ou du jus de fruit ou comme ingrédient de limonades (naturelles). Ils l'utilisent aussi pour cuisiner. La forme et le moment de la prendre varient beaucoup et ils en prennent entre 150 et 500 ml par jour.

Les patients voient une amélioration de leur état général et de leur énergie, réduction des médicaments conventionnels nécessaires, raccourcissement du temps de guérison, meilleur état final lors de la récupération ou d'une guérison totale de la maladie.

Ils parlent aussi de solution à des maladies que la médecine conventionnelle considère irréversibles (comme les cataractes).

Un patient raconte qu'il trouva la fille de sa voisine, en train d'être veillée et attendant sa mort à tout moment. Il lui imbiba les lèvres d'eau de mer à l'aide de coton (elle ne buvait rien). Elle le suça avec de plus en plus de délectation. Plus tard il lui donna

de l'eau de mer avec une petite cuillère. Elle se sauva
et va bien.

Une des thérapeutes qui prescrivent l'eau de mer raconta qu'autrefois sa grand-mère lui donnait de l'eau de mer à Colón, sur la côte atlantique de Panama.

Sur le site internet du livre se trouve l'enquête avec la liste complète des maladies traitées.

Dr Ilari :

« Je traite les cas de cancer d'après la perspective du docteur Hamer [...] Les patients guérissent de leurs maladies sans avoir besoin de médicaments [...] Mais comme outil thérapeutique [...] l'eau de mer est pour moi le premier élément qui permet de restaurer la santé. »
Magazine *Dsalud.com* d'octobre 2012.

Chapitre 13

Un cas présentant initialement un « mauvais résultat »

Apparemment, l'eau de mer fit du mal à Marie, mais comme elle connaissait Hamer, elle comprit ce qu'il lui arrivait, elle laissa son corps guérir et atteignit un niveau supérieur de santé.[*]

Marie, pourquoi as-tu commencé à boire de l'eau de mer ?
J'avais déjà lu sur internet que c'était bon, que c'était bien pour beaucoup de maladies,… et j'ai eu envie de le faire mais je ne savais pas où aller ni à qui m'adresser pour m'informer. Jusqu'au jour où je suis allée à des discussions sur Hamer et l'eau de mer et j'ai décidé de le faire.

J'ai commencé à prendre un quart d'eau de mer et trois quarts d'eau douce deux fois par jour, le matin et l'après-midi, dans un verre d'un quart de litre. Cela faisait un an et demi que j'avais eu un cancer et que j'avais fini la radiothérapie. Je sentais que mes reins et mon foie fonctionnaient lentement. C'est un des effets secondaires de tout cancer. J'avais comme une espèce de poids, derrière les reins, et une douleur qui m'irradiait vers l'avant.

En prenant de l'eau de mer cette douleur qui allait vers l'avant disparut. Je me sentais plus joyeuse, plus forte. Cela ne fut pas un changement radical mais progressif. Petit à petit, je me sentais mieux.

(*) Si elle n'avait pas connu l'approche de Hamer, elle n'aurait pas pu assimiler le puissant effet de l'eau de mer, et en aurait raté les bénéfices.

Mais, deux semaines plus tard, j'eus une réaction, une sorte de grippe forte, forte, forte, avec beaucoup de douleur dans les os, généralisée, comme si j'avais une inflammation à l'intérieur des os, et en plus un mal de tête et une bosse au poignet.

À ce moment là j'ai eu un peu peur parce que la réaction a été très intense, je me sentais mal et j'ai pensé que l'eau de mer ne me faisait pas du bien. Tout de suite après je me suis rappelée les explications de Hamer et je me suis rendu compte que c'était normal, que j'étais en train de guérir, et que j'irais de l'avant. Selon Hamer, mes symptômes correspondaient au fait que mes os se recalcifiaient suite à une décalcification précédente, et oui, ça correspondait parce que c'était un des effets secondaires du traitement.

Pendant une semaine les douleurs furent de plus en plus fortes et j'ai arrêté de prendre de l'eau de mer pendant trois jours car la réaction était trop forte.

Le quatrième jour, j'ai recommencé à en prendre. Les douleurs ont diminué et au bout d'une semaine elles avaient disparu.

J'avais mal à la tête et très chaud. Comme si j'avais de la fièvre mais je n'en avais pas.

Dans quelle partie de la tête ?
Dans la partie supérieure, des deux côtés. C'était très dur parce que c'était une douleur très intense. Je prenais alors une feuille de choux, je la mettais dans le réfrigérateur, je la plaçais sur ma tête et elle absorbait la chaleur.

Quand j'ai repris l'eau de mer j'en prenais un peu moins qu'avant. Parce que je me suis rendu compte que je réagissais beaucoup à l'eau de mer.

J'ai arrêté de manger pendant que j'avais cette sorte de grippe, j'avais mal aux os, à la tête, partout, je n'arrivais pas à dormir, je me réveillais 3 ou 4 fois et en plus je me réveillais en ayant mal à la tête, et je mangeais moins, beaucoup moins.

J'avais les mains chaudes. J'étais tout entière emplie d'une chaleur interne, provenant des os.

Mon état moral était comme celui qu'on a lorsqu'on a une

grosse grippe. On veut rester au lit, ne rien faire, juste se reposer. J'étais contente mais si je n'avais pas connu Hamer, j'aurais beaucoup souffert, à cause du souci que me donnait cet état. Quand on sait que c'est curatif, on le prend avec un autre état d'esprit.

Ce cas est un exemple qui montre que prendre une importante quantité d'eau de mer (plus d'une ou de deux cuillerées par jour), peut déclencher un début de processus de récupération corporelle qui ne doit, bien sûr, pas être confondu avec une nouvelle maladie.

Dans ce cas, Marie, en plus d'avoir une tumeur cérébrale que nous avons tous lors de n'importe quelle récupération, elle a du avoir une leucémie (qui se produit lors de n'importe quelle recalcification).

Grâce au fait qu'elle connaissait Hamer, elle sut interpréter correctement ce qu'il lui arrivait.

Chapitre 14

Utilisation vétérinaire de l'eau de mer

Les bénéfices de l'eau de mer sur les animaux sont les mêmes que sur les humains :

1. elle leur permet une croissance meilleure et plus saine,
2. elle les guérit de leurs maladies.

En ce qui concerne le premier point, il y a des expériences au Nicaragua telles que :

> « L'Union des Agriculteurs et Éleveurs du Nicaragua a commencé à mener des expériences avec l'eau de mer sur ses animaux. Elles ont prouvé des avantages nutritionnels puisqu'ils grossissent plus vite et tombent moins malades que ceux non traités avec le liquide. » (*El Nuevo Diario*, 15 mars 2006).
> Voyez les expériences relatées à la fin de l'enquête sur des patients traités avec de l'eau de mer au Nicaragua sur le site internet du livre. Il y est question de poulets, vaches et chevaux.

En ce qui concerne les maladies, la différence fondamentale est que les animaux n'ont que des maladies causées par des faits réels.

Notre corps ressent comme réel tout ce que nous pensons ou imaginons, alors que les animaux vivent seulement comme réels les faits matériels.

Autrement dit : une personne peut vivre une préoccupation économique grave et développer un cancer du foie quand en réalité elle ne va jamais manquer de nourriture.

L'animal développe le cancer lorsqu'il a vraiment faim.

Une femme peut développer un cancer du sein en se « mettant dans la peau » de sa cousine qui habite à l'autre bout de la planète. Une chienne le développe uniquement à cause de ses chiots.

On peut donner aux animaux de l'eau de mer de la même façon qu'on la donne aux humains, sous forme de bain, injectée sous la peau ou mélangée avec la nourriture.

Après avoir reçu les injections, il est normal qu'ils restent prostrés quelque temps, d'autant plus que la quantité d'eau de mer injectée est grande.

Si nous injectons de l'eau de mer sans dilution, nous devons laisser de l'eau normale à proximité de l'animal, car il aura soif et boira trois fois la quantité que nous lui aurons injectée.

Il faut toujours laisser à proximité de l'animal de l'eau normale pour qu'il puisse boire et compenser l'eau de mer que nous pouvons lui injecter ou lui donner avec la nourriture.

(Si nous lui injectons de l'eau de mer sans dilution et que nous ne le laissons pas boire de l'eau normale, il mourra de soif).

Nous ajouterons un tiers d'eau de mer dans la nourriture ou dans le bouillon suffisamment refroidi au point que nous pouvons le toucher sans nous brûler. Si nous en mettons plus, cela lui donnera soif mais il ira mieux plus rapidement.

Avantages comparatifs qui facilitent l'administration d'eau de mer :

Les animaux n'ont pas autant de sensibilité à la peau que nous les humains, ainsi les injections sous-cutanées d'eau de mer ne leur produisent pas de chaleur vive. Ils ne montrent pas de signes de dérangement ni de douleur.

Ils n'ont pas peur des piqûres, chose instinctive chez les humains.

Il y a des cas qui semblent indiquer qu'ils sentent quand ils en ont besoin :

- Un chat malade auquel on donna deux récipients : l'un avec de l'eau normale, l'autre avec de l'eau de mer diluée, but dans les deux.
- Un chat guéri avec des piqûres pour une infection urinaire; à la vue de la seringue il ne fuit pas, il se frotta contre elle.
- Une chienne, une fois guérie ne voulut plus qu'on lui fasse d'autres piqûres.

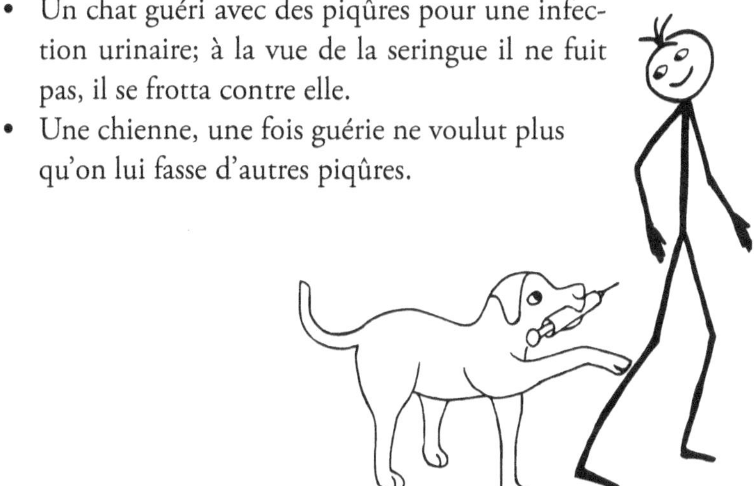

Pour des maladies générales, nous leur ferons la piqûre dans la nuque pour éviter les morsures. (Voir l'appendice 2 : *Comment effectuer des injections sous-cutanées*).

Pour des indispositions locales nous pouvons faire la piqûre dans la zone affectée, même si l'eau de mer bue fait aussi de l'effet.

Cas de la chienne moribonde

Nom : Uma, Golden Retriever de 6 ans.

Depuis l'âge de 2 ans, elle a eu plusieurs tumeurs (mamelles, cou, aisselle, pattes) et a eu quatre séances de chimiothérapie.

Elle n'a jamais été en chaleur car elle a été stérilisée après sa première tumeur.

Depuis ses 3 ans, elle prenait des hormones thyroïdiennes (175 µg tous les matins et tous les soirs), car elle commençait à être allongée toute la journée.

À 5 ans, on lui enleva une nouvelle tumeur sur une patte et pendant trois mois elle eut des séances de chimiothérapie tous les 15 jours.

Il y a deux mois elle arrêta de manger pendant cinq ou six jours. Après plusieurs analyses, on lui diagnostiqua une « myosite du muscle masticateur » (inflammation de la mâchoire). L'inflammation lui oppressait le nerf optique et elle risquait de devenir aveugle.

Elle avait du mal à se lever, restant parfois paralysée en étant debout. On lui administra de la cortisone. En peu de jours l'inflammation disparut et elle recommença à manger mais ensuite elle arrêta de nouveau de manger (et elle refusa même un biscuit). Quelques heures plus tard sa mâchoire s'enflamma de nouveau, elle bavait, puis bavait du sang, elle était très abattue et avait du mal à bouger. Elle avait même du mal à boire ce qu'on lui donnait avec la main (on arrêta de lui donner de la cortisone).

Au moment le plus critique elle ne buvait plus et se retirait dans des recoins sombres.

> « Elle ne buvait pas. Nous lui donnions à boire et elle ne pouvait pas ouvrir la bouche. De plus, celle-ci était entièrement enflammée, son œil l'était également et il était en train de sortir de son orbite. »

Le vétérinaire suggéra aux maîtres de lui ôter la vie.
Au lieu de cela, les maîtres décidèrent de la traiter à l'eau de mer.

Le moment critique

Ils lui firent des injections sous-cutanées, dans la nuque, de 10 ml d'eau de mer (telle quelle, sans dilution), sans filtration et sans asepsie particulière.

Après la première piqûre, elle se coucha pendant un quart d'heure.

> « Dès la première piqûre elle en a demandé plus. Après la seconde, j'ai senti que ça allait dans le bon sens. Après la troisième, elle me sembla plus détendue. »

Après chaque piqûre, la réaction était la même : elle restait prostrée quelque temps.

Elle ne refusait pas les piqûres et elle était sereine.

Plus tard, la même nuit, ils lui firent une injection de 50 ml.

Les symptômes de l'inflammation durèrent jusqu'au jour suivant mais elle se levait pour boire.

> « Le jour suivant, j'ai vraiment senti que ça marchait parce qu'elle s'est levée pour boire et avait meilleure mine. L'énergie de la chienne était très différente. Avant de lui faire la première piqûre, elle était en train de partir. Quand je lui ai mis l'eau de mer, elle a commencé à réagir. »

Ils continuèrent à lui faire des piqûres de 40 ml pendant une semaine, une le matin et une autre le soir, et lui donnaient de l'eau de mer avec du bouillon de poulet.

La chienne a retrouvé un comportement normal, plus vivante qu'avant. Elle poursuivait désormais les lapins de la ferme, du jamais vu.

Après une semaine de piqûres, la chienne ne voulut plus être piquée et ils lui donnaient l'eau de mer avec sa nourriture : ils lui en donnaient avec ses croquettes pour qu'elles se ramollissent et qu'elles soient plus faciles à mastiquer. La chienne buvait d'abord l'eau et mangeait ensuite (400 ml par jour d'eau de mer telle quelle). Ils lui donnaient aussi de l'eau de mer pour qu'elle boive (10 % d'eau de mer pour 90 % d'eau normale).

Elle commença à avoir la diarrhée (*parce qu'elle prenait trop d'eau de mer*), celle-ci disparut deux jours après avoir arrêté de lui en donner dans la nourriture (*mais ils continuèrent à lui en donner à boire*).

Ils diminuèrent la dose d'hormone thyroïdienne jusqu'à 150, et au bout d'un mois ils arrêtèrent de lui donner cette hormone. Cela ne lui nuit pas, au contraire, chaque jour elle allait mieux. Plus mince.

« La chienne change chaque jour. Elle était toujours allongée par terre et maintenant (à 6 ans) elle veut qu'ils jouent avec elle, elle veut faire des choses. »

Maintenant

« Uma saute partout et est en pleine forme. Avant c'était un chien tapis, qui ne bougeait pas, qui était très paresseux, qui n'était pas dynamique et n'avait aucune énergie, et maintenant c'est une chienne qui bouge de plus en plus, qui a très envie de jouer, qui a de la vitalité.

J'ai arrêté de lui donner de l'eau de mer pendant 20 jours. Et maintenant ça fait quatre jours qu'elle en boit car nous en mettons dans son eau.

Maintenant nous ne lui donnons plus aucun médicament et elle va de mieux en mieux. Elle maigrit. Elle devient un chien normal, mais cela fait beaucoup d'années que Uma n'était pas normale. »

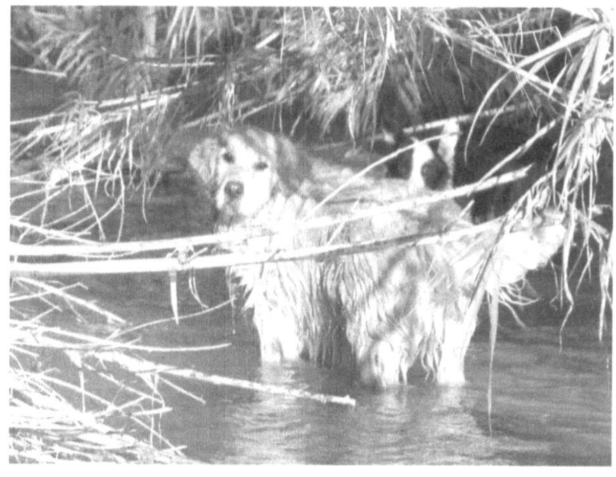

* * *

Vous pouvez voir une vidéo de la chienne trois mois après son rétablissement sur le site internet du livre (elle dure seulement 6 secondes). La vidéo montre la chienne en train de faire ce que n'importe quel chien en bonne santé fait : creuser dans la terre.

> Dans ce cas, l'eau de mer a produit un résultat spectaculaire parce que l'animal était seulement intoxiqué.
>
> Quand, au contraire, la cause de la maladie est un choc psychique, l'eau de mer est seulement une aide.
>
> Et ce qui détermine l'évolution de la maladie jusqu'à la guérison est :
>
> 1. comprendre correctement ce que fait le corps, selon les découvertes de Hamer,
> 2. résoudre le souci qui l'a causée et ne pas rechuter.

Appendice 1

Principe scientifique

Milieu intérieur (intercellulaire)
(Claude Bernard l'appelait « le terrain »)

Le principe de l'application médicale de l'eau de mer est la loi biologique que Quinton a appelée *de la Constante Générale* [2].

Quinton indique dans sa Loi que la mer lors de la création était à 44 degrés avec 7 à 8 grammes de sel par litre, et que les cellules des animaux ont un fonctionnement optimal quand elles sont dans ces conditions.(*)

Il indique aussi que le liquide qui baigne toutes les cellules de notre corps (appelé « milieu intérieur »), est de l'eau de mer dans sa composition originelle (avec seulement 9 grammes de sels par litre).(**)

Ce liquide ou milieu intérieur, par son échange continu avec le sang, a la même composition que le sérum sanguin.

La composition interne des cellules est complètement différente.

(*) L'importance de la température pour le meilleur fonctionnement des cellules explique les bienfaits de toutes les thérapies qui utilisent la chaleur : saunas, bains d'eau chaude que prennent les Japonais, les temascales indigènes, la fièvre, etc.

(**) C'est à cause du déluge universel que la mer a changé brusquement sa concentration de sels par litre (creationscience.com).

Quinton le démontra par ses expériences sur les chiens (réalisées de nouveau en France et Espagne.[*]

> Il commence en injectant dans un chien pesant 10 kg, 10,4 litres **en 12 heures**. Il élimine 60 fois plus que ce qu'un rein élimine normalement (9,4 kg d'urine en 12 heures contre 150 g normalement).[2]
>
> Ou quand il injecte 3,5 litres à un chien de 5 kg, **en une heure et demie**, sans donner au rein le temps d'éliminer le liquide. « Initialement, l'élimination rénale diminue, lorsque l'injection est finie, l'élimination rénale s'accélère. [...] au onzième jour il s'est totalement remis et avec une joie extrême. Son poids est revenu à 5 kg. »[2]
>
> Et sans dommage permanent pour le rein, puisque dans un autre cas, il fit un **saignement total** (425 g) en 4 minutes à un chien de 10 Kg, et une injection postérieure de 0,5 litres d'eau de mer isotonique en 11 minutes : guérison sans problèmes rénaux. Il est mort écrasé 5 ans plus tard.[2]

Il vérifie aussi que les globules blancs des différentes espèces de vertébrés (l'homme étant inclus) peuvent uniquement vivre dans de l'eau de mer diluée avec de l'eau de source. Dans tout autre milieu artificiel ils meurent.[2]

En 2012, à l'Université d'Alicante (Espagne), on a revérifié le comportement normal des globules blancs dans de l'eau de mer isotonique.

L'application thérapeutique de sa loi aux malades en phase terminale (intoxiqués) et ensuite à des enfants moribonds est un succès total :

> « La règle est qu'une heure après la première injection, l'enfant qui est arrivé moribond et qui vomissait absolument tout, garde en lui un biberon d'eau et une heure plus tard le

premier biberon de lait. Dans la majorité des cas, la faculté digestive supprimée se rétablit, de plus, l'enfant prend facilement 500 grammes en 24 heures. [...] Moins de deux heures après l'injection d'eau de mer, sa physionomie est bien meilleure et remplace l'aspect inoubliable du cholérique agonisant. »[2]

Résultats thérapeutiques de l'eau de mer avant que l'approche du Docteur Hamer existe.

Quinton et ses adeptes obtinrent d'excellents résultats pour quelques maladies et un résultat divers pour d'autres.

Ils obtinrent d'excellents résultats dans les cas suivants :

- Enfants atteints d'entérocolite, gastro-entérite, etc. chez lesquels le seul risque réside en leur déshydratation. Le rôle de l'eau de mer était seulement l'hydratation (bien que réalisée de manière parfaite).
- Malnutrition chez l'enfant.[*]
- Pour les agressions physiques, car l'eau de mer est la meilleure aide pour la réparation du corps, puisque l'eau de mer est le meilleur milieu pour la vie cellulaire.[3]

(*) Comme ils ne comprennent pas correctement ce qu'est la maladie, ils se focalisent sur les cas les plus réussis. Jarricot cite les affections principales qu'il traite dans son dispensaire marin pour enfants :
• Malnutrition (dans ce cas il utilise la composante nutritive de l'eau de mer).
• Inflammations intestinales (l'eau de mer résout la déshydratation).
• Tuberculose et eczéma (deux symptômes de la phase de récupération, pour lesquels on utilise les propriétés basiques de l'eau de mer) ; on n'atteint pas les 100 % de succès. Comme il dit « il y a des formes d'eczéma tenaces » (qui sont des rechutes dans le souci).
En ce qui concerne les pneumonies (symptômes de la phase de récupération), il reconnaît l'échec (puisqu'il tend à éliminer les symptômes de guérison).
www.oceanplasma.org/documents/nourrisons.html

Par exemple : comme substitut sanguin (hémorragies), comme nettoyeur du liquide extracellulaire (effets secondaires des médicaments, parasites, manque d'excrétions – insuffisance rénale, intoxication due à une constipation) ou en nourrissant les cellules (malnutrition) et en les protégeant (brûlés).[1a]

Ils obtinrent des résultats dissemblables dans le reste des cas.

Ils essayèrent d'appliquer l'eau de mer pour combattre des symptômes de la phase de guérison.(*)

Dans ces cas, ils arrivèrent à la même « division d'opinions » que pour n'importe quel autre médicament ou thérapie.(**)

Logiquement ils obtenaient plus de guérisons quand les malades se trouvaient dans un état avancé de la maladie (ils étaient déjà en phase de guérison).

> « Opérée d'un cancer du sein (*avec des canaux galactophores, elle était en phase de guérison*), en pleine récidive sur les ganglions de l'aisselle et du cou (*symptômes de phase de guéri+ son*), avec un œdème douloureux dans le bras (*idem*). Grâce au traitement marin, le volume des ganglions a diminué, l'œdème des bras a disparu et son état est revenu petit à petit à la normalité. » (*Tous ces symptômes étant de la phase de guérison, elle aurait guéri de toute manière*).[2]

Mais sans une assurance absolue, puisque le malade pouvait toujours rechuter dans le grave souci qu'il venait de surmonter (revenir sur ses pas à la phase de tension).

(*) « Dans la tuberculose pulmonaire [...] résultat négatif, [...] précédé [...] d'une période de relèvement surprenante [...] après quoi la maladie reprend son cours. »[1b]
(**) « Pour la tuberculose pulmonaire, les avis sont partagés, mais, n'est-ce pas la même chose pour tous les médicaments actifs ? » Jarricot.
www.oceanplasma.org/documents/nourrisons.html « Le psoriasis est guéri dans la moitié des cas. »

Pourquoi l'eau de mer ne guérit pas la tuberculose ?

Grâce à Hamer nous savons que toutes les proliférations de tuberculose se produisent quand le corps se remet d'un souci (dans le cas du poumon, c'est la peur de mourir).

C'est-à-dire que, quand le malade a dépassé sa peur de mourir, il commence à avoir les symptômes les plus voyants (expectorations de sang). Cela le fait revenir à sa peur de mourir de façon chaque fois plus intense, puisque plus la préoccupation est grande, plus les symptômes de récupération sont importants quand on la dépasse.

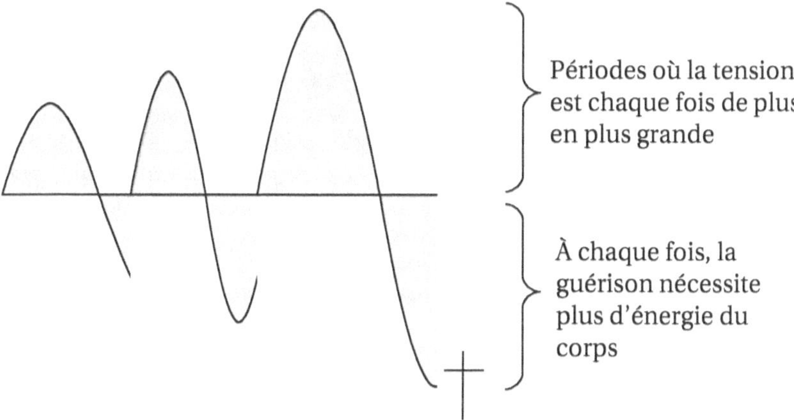

Il entre dans un cercle vicieux qui finit seulement quand l'hémorragie est supérieure à celle que l'organisme peut supporter et meurt.

Hamer dit que le pire est la panique, et l'eau de mer ne peut l'éviter toute seule. Quand le malade est déjà en train de reprendre des forces (plus rapidement avec de l'eau de mer), la panique le fait rechuter dans sa préoccupation avec une plus grande intensité.

Quinton l'explique ainsi :

> « Dans la tuberculose pulmonaire au troisième degré, résultat négatif comme on pouvait s'y attendre, mais précédé dans

presque tous les cas d'une période de relèvement surprenante. Le malade, pris en adynamie et inappétence complètes, avec réflexe rotulien presque aboli, vomissement de tout aliment ingéré, expectoration abondante, sueurs profuses, hyperesthésies sternales, spinales, crurales, mélalgie, etc., se lève dès les premiers jours (deuxième ou quatrième) ; la toux, les sueurs, l'hyperesthésie, les douleurs cèdent dans le même temps ; l'expectoration, de deux crachoirs par vingt-quatre heures tombe à un quart, parfois un huitième ; l'appétit, nul depuis des mois, réapparaît soudain, jusqu'à permettre jusqu'à trois et quatre repas par jour, dont deux avec pain, légumes, deux viandes, fruits et desserts. Plus de vomissement. *La morphine, nécessaire précédemment pour assurer le sommeil, est supprimée en trois jours. Les nuits sont parfaites, autant que le permet l'hôpital. Au bout d'une semaine, le sujet descend et remonte seul trois étages, reste levé quatre et six heures. Dans les cas les plus favorables, le poids augmente ; les injections s'espacent aisément de huit jours. Cette période de relèvement peut durer cinq semaines et plus, après quoi la maladie reprend son cours.* »[1b]

Pouvoir auto dépuratif de l'eau de mer

Quand une rivière est polluée en un point, au bout de quelques kilomètres, elle s'est nettoyée d'elle-même.

(Surtout si la pollution qu'elle a reçue est d'origine organique).

Cela se produit aussi avec la mer mais de manière beaucoup plus rapide.

Cela a pu se vérifier lors de la rupture des égouts principaux de Miami en 2000, quand tout leur contenu se déversait directement sur la plage. Après un échantillonnage exhaustif de 52 endroits de la côte, l'étude officielle démontra qu'en peu de jours l'eau était à nouveau propre.[5]

Que deviennent les plastiques dans les océans ?

Les scientifiques disent que la quantité de déchets plastiques dans la mer est la même depuis 22 ans, même si on en jette de plus en plus. Et quelque chose a fait disparaître les 99 % de ce que nous avons jeté. Ils ne savent pas comment mais les déchets ne sont plus dans l'eau.

Ils pensent qu'il est possible que des poissons découverts dans les grandes profondeurs remontent la nuit et mangent ces déchets à la surface. C'est le vertébré le plus abondant de la planète et il multiplie par 30 la biomasse marine totale. [*]

Naufrage du pétrolier Prestige au large de la Galice

Dix ans plus tard : « L'impact est très inférieur à celui qui était attendu au début. Il doit rester très peu de pollution. La mer a une capacité de régénération incroyable. » [**]

(Ce n'est pas une excuse pour continuer de polluer)

Qu'est-ce qu'il nous arrive lorsque nous prenons de l'eau de mer telle quelle, sans dilution

Imaginons que nous ayons 10 litres de liquide entre les cellules de notre corps.

Nous aurions 90 grammes de sel, car la concentration de sel dans les liquides de notre corps est de 9 grammes par litre.

Que se passe-t-il quand nous buvons 1 verre d'eau de mer sans dilution (100 ml) ?

(*) www.pnas.org/content/111/28/10239
www.abc.es/sociedad/20140630/abci-basura-oceanos-201406302004.html
vozpopuli.com/next/45617-donde-esta-el-plastico-que-falta-en-el-oceano
(**) www.madrimasd.org/blogs/ciencia_marina/2012/12/10/132925

Nous aurions ainsi 10,1 litres de liquide et 93,6 grammes de sel (90 que nous avions plus 3,6 grammes que contenait le verre d'eau de mer que nous avons bu). (La mer contient 36 grammes de sel par litre).

C'est-à-dire que nous avons désormais 9,27 grammes de sel par litre, au lieu de la valeur normale qui est de 9.

Normalement, notre corps se rend compte de cet excès et nous donne envie de boire.

Combien nous fera-t-il boire ?

Trois verres de plus d'eau sans sel (ou une quantité proche de fruit).

C'est-à-dire, 300 ml. Qui, ajoutés aux 10,1 litres, donnent 10,4 litres.

Comme nous buvons de l'eau sans sel, ou fruit, nous n'augmentons pas la quantité de sel, qui est toujours de 93,6 grammes.

Mais maintenant, la proportion de sel dans notre corps est désormais normale : 93,6 divisé par 10,4 litres donne 9 grammes par litre.

Nous n'avons plus soif.

Appendice 2

Comment faire des injections sous-cutanées

Il y a trois façons de faire des injections :

1. À l'intérieur du muscle.
2. Dans une veine.
3. Entre la couche de peau et les muscles (on l'appelle sous-cutanée ou hypodermique).

Ces deux dernières peuvent se faire :

- Avec une seringue, si on veut seulement faire une injection.
- En installant un cathéter (une aiguille spéciale avec un adaptateur) à laquelle est branché un tube qui se connecte à une poche contenant le sérum et les médicaments liquides que l'on veut administrer. Ce moyen est utilisé quand on veut injecter une grande quantité de liquide ou pendant une longue durée.

Pour des cas d'urgence, l'injection intraveineuse est la plus convenable car elle produit l'effet le plus rapide.

L'injection sous-cutanée est très facile à réaliser et a le même effet que l'intraveineuse, elle est juste un peu plus lente.

René Quinton a commencé à injecter de l'eau de mer en

intraveineuse mais après avoir vu que l'effet était le même il l'a injectée de manière sous-cutanée.

Ci-après est expliqué comment effectuer une injection sous-cutanée, ce qui par sa simplicité et son grand champ d'utilisation, est une action qui devrait être connue de tous.

(On ne détaille pas les questions de propreté et d'asepsie car il s'agit de culture générale et de bon sens).

Matériel

Seringue et aiguille (s'achètent dans n'importe quelle pharmacie).

Le seringue se choisit pour sa capacité : 5, 10, 20 ml.

Nous choisirons la capacité en fonction de la quantité à injecter. (Plusieurs injections peuvent aussi s'effectuer sans retirer l'aiguille).

Fréquemment, la seringue est fournie avec une aiguille. Ces aiguilles ne sont pas pour des injections sous-cutanées (elles sont très longues et épaisses).

Il est préférable d'acheter des aiguilles sous-cutanées, qui sont plus courtes et moins épaisses, dont le maniement est ainsi plus facile (dû à sa petite taille), et qui produisent moins de blessures de peau ; mais possèdent une bonne vitesse d'application sans qu'il faille appuyer trop fort sur le piston de la seringue.

Préparation de l'injection

Une fois que nous disposons de tout le matériel, nous remplissons la seringue avec le liquide à injecter.

Avec la seringue verticale, et en visant le ciel, nous appuyons sur le piston pour faire sortir l'air de la seringue.

S'il y a une bulle qui ne veut pas sortir, nous donnons quelques coups avec le doigt sur la seringue.

Quand le liquide commence à sortir l'injection est prête.

Où l'appliquer

Cela dépend de plusieurs facteurs :

- Comme la zone piquée sera douloureuse pendant quelques jours, il est préférable de faire l'injection dans une zone du corps que nous n'utilisons pas continuellement. Le mieux est de la réaliser sur la partie extérieure des jambes ou des bras. Quinton injectait dans le dos sous l'omoplate.
- Pour les animaux, faire l'injection dans la nuque pour éviter qu'ils mordent ou donnent des coups de corne lors de la piqûre.
- Si le problème est localisé (par exemple : au genou), il est préférable d'effectuer l'injection dans cette zone.

> Il faut éviter de procéder à l'injection dans une zone pleine de veines, artères ou tendons et les parties où il y a un risque d'atteindre la moelle épinière ou des organes.

- Pour se faire soi-même une injection, l'endroit le plus commode est d'un côté du bas-ventre : à mi-chemin entre l'aine, qui possède beaucoup de veines superficielles et le nombril, qui a une plus grosse couche de graisse.

Astuces d'application

Si l'eau de mer est injectée sans dilution, ça brûle beaucoup pendant quelque temps (15 minutes).

Pour que la brûlure ne soit pas si intense, injecter en premier quelques millilitres d'une solution isotonique et ensuite l'eau de mer sans dilution.

Utiliser de l'eau de mer sans dilution a plusieurs avantages :

- Elle est trois fois plus efficace que diluée.
- Nous n'avons pas le souci de trouver une eau de confiance pour diluer l'eau de mer.

Réaliser l'injection

La peau, les muscles et les os qui sont dessous ne sont pas unis.

Quand nous parlons de la peau, nous incluons toutes ses couches, même la graisse. Elles sont toutes unies entre elles et séparées du muscle qui se trouve dessous. Nous l'observons quand nous dépouillons un poulet.

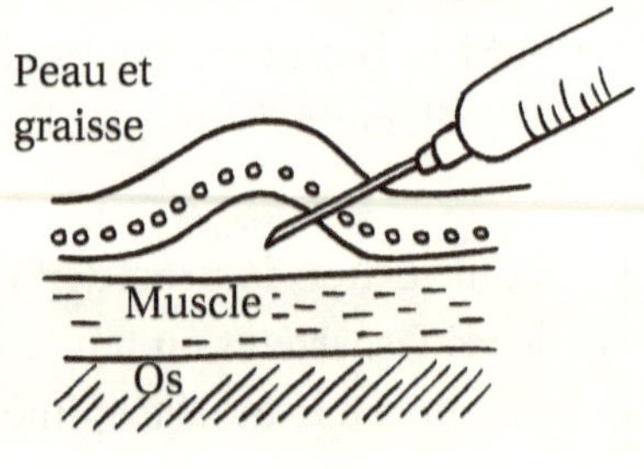

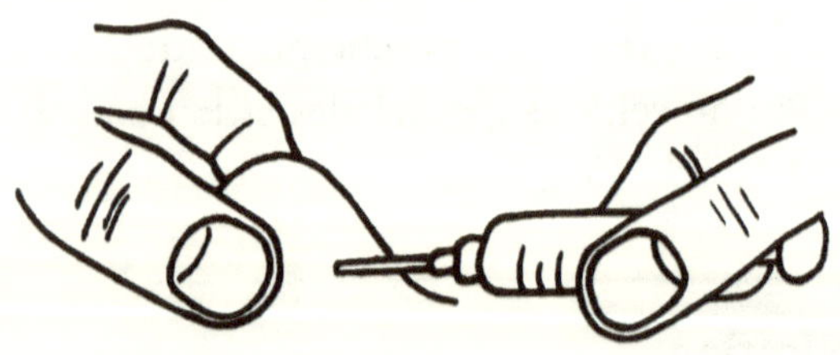

La peau est comme une couverture au-dessus d'un matelas (qui serait le muscle). Nous pouvons bouger la couverture sans bouger le matelas.

Quand nous pinçons la peau c'est comme si nous pliions la couverture (une petite montagne).

L'épaisseur du pincement est deux fois plus importante que celle de la couche de graisse.

L'objectif est d'introduire le liquide de la seringue entre la peau et le muscle. (Entre la couverture et le matelas).

C'est très simple.

150

Avec une main nous pinçons la peau. Avec l'autre main nous piquons avec l'aiguille à la base du pincement (la base de la petite montagne) comme on voit sur le dessin.

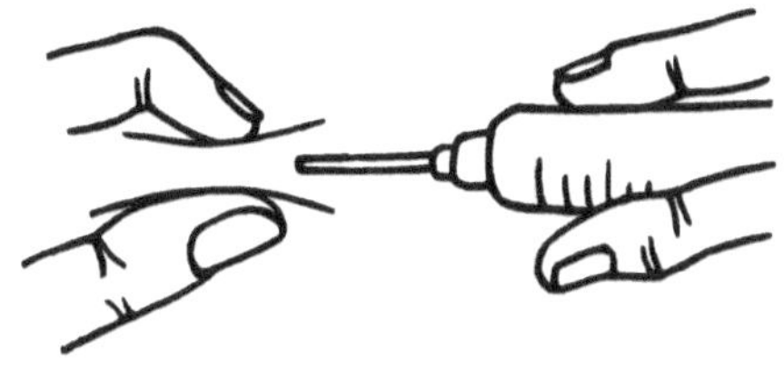

Il faut juste forcer un peu pour faire un trou dans la peau avec la pointe de l'aiguille.

Normalement l'aiguille est très pointue et cela ne demande pas beaucoup d'effort. Une fois la peau trouée, il est aisé d'introduire le reste de l'aiguille. (Si ce n'est pas facile, c'est que nous ne le faisons pas bien. Il est préférable de la sortir et de recommencer).

Une fois que plus de la moitié de l'aiguille est introduite, elle doit pouvoir bouger des deux côtés sans effort. (Si ce n'est pas le cas c'est que l'on ne l'a pas introduite au bon endroit, mais nous pouvons aller à l'étape suivante qui nous le confirmera).

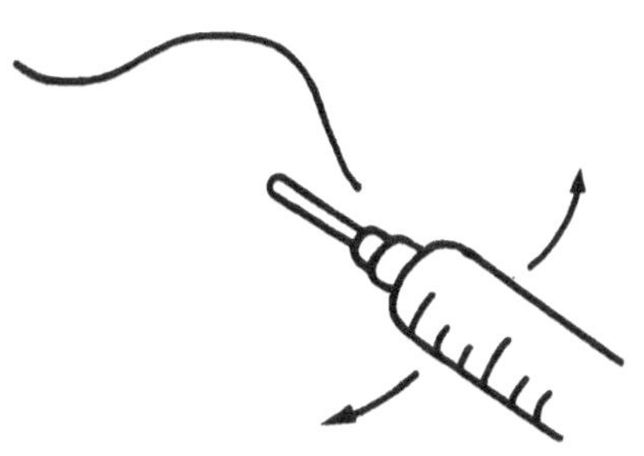

Nous commençons à appuyer sur le piston de la seringue pour que le liquide s'introduise à l'endroit où nous avons piqué.

Si c'est difficile c'est que nous n'avons pas bien piqué : soit trop profond (dans le muscle) soit pas assez (dans la peau). Il faut sortir l'aiguille et recommencer.

(Si nous introduisons l'eau dans la graisse de la peau, elle reste entourée de graisse et n'est pas absorbée).

Une fois que tout le liquide à été introduit, nous tirons sur la seringue pour que l'aiguille sorte.

Normalement, cette injection ne fait pas apparaître de sang ou à peine quelque goutte à la fin en retirant l'aiguille.

En fonction des personnes, il est plus ou moins facile de pincer la peau et de détecter la séparation entre la peau et le muscle.

Il est possible d'injecter une grande quantité de liquide (250 ml) en quinze minutes sans aucun problème, car la peau se dilate pour faire de la place au liquide. Évidemment, plus la quantité est grande, plus la bosse qui se forme suite à l'injection de liquide mettra du temps à disparaître.

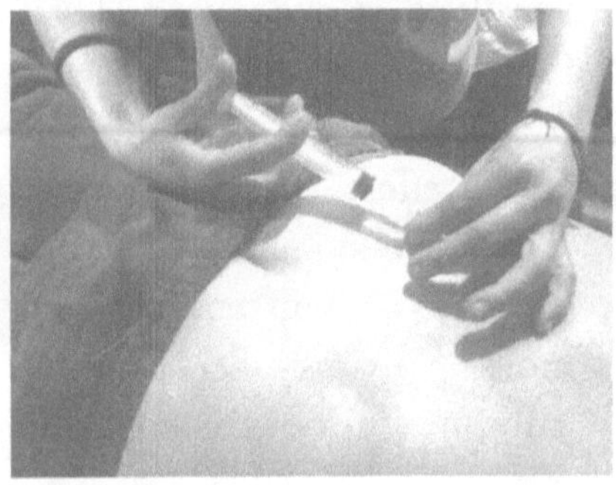

Hernie discale « traitée en famille » avec injections d'eau de mer isotonique. (Voir le site internet du livre).

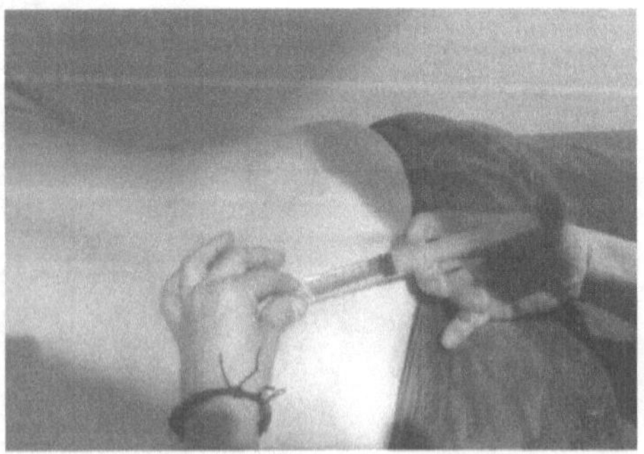

Appendice 3

Inventions maison

« Ofuro » (une baignoire qui garde l'eau chaude)

Parfois, il convient de prendre un bain chaud d'eau de mer :

- Pour les personnes faibles ou malades, qui ne supporteraient pas un bain froid.
- Quand nous sommes en bonne santé mais que nous voulons nous détendre.

Pour ce faire, nous pouvons construire chez nous un ofuro avec de l'eau de mer.

Un ofuro est une baignoire que les Japonais utilisent fréquemment.

Ce n'est pas pour se laver, mais pour se détendre ; seul ou avec d'autres personnes. Avant de s'y baigner, ils se lavent pour ne pas salir l'eau.

Il est important de bien nous laver avant d'entrer dans notre ofuro d'eau de mer, pour qu'elle reste propre pendant plus de temps.

> Comme dans les saunas, plus la température de *l'ofuro* est élevée, moins de temps il faut rester dedans, surtout les personnes ayant des problèmes de cœur ou une tension artérielle basse.

Nous pouvons construire un ofuro maison avec une baignoire ou un grand bidon. Pour chauffer l'eau et la garder chaude, si nous avons des radiateurs (avec un chauffage central) chez nous, nous pouvons faire ce qui suit :

1. Nous démontons un radiateur qui est à proximité de l'ofuro.
2. Nous branchons les extrémités d'un tuyau d'arrosage de 10 ou 15 mètres à l'entrée et à la sortie d'eau à la place du radiateur.
3. Nous mettons le tuyau d'arrosage dans l'ofuro rempli d'eau de mer.
4. Nous allumons le chauffage en le programmant pour que la température ne dépasse pas 44 degrés.

Au bout de quelques heures, l'eau chaude passant dans le tuyau aura chauffé l'eau de l'ofuro.

Même si l'eau ne chauffe pas très vite, il est préférable que l'eau du chauffage ne dépasse pas 44 degrés, pour que l'eau de mer ne perde pas ses meilleures propriétés.

Si nous isolons bien l'ofuro, l'eau conservera mieux la chaleur.

> L'installation électrique de la maison doit avoir un disjoncteur qui protège de toute fuite électrique de la chaudière, ou arrêter le chauffage pendant le bain.

(Sur le site www.kirainet.com/ofuro/ on peut voir des ofuros japonais)

Couveuse

En hiver, il y a des personnes auxquelles l'eau de mer froide ne convient pas. Que se soit pour la boire, pour se faire des instillations ou pour être introduite par voie anale.

Quinton recommandait de la chauffer au bain-Marie parce qu'à cette époque il n'y avait pas d'électricité.

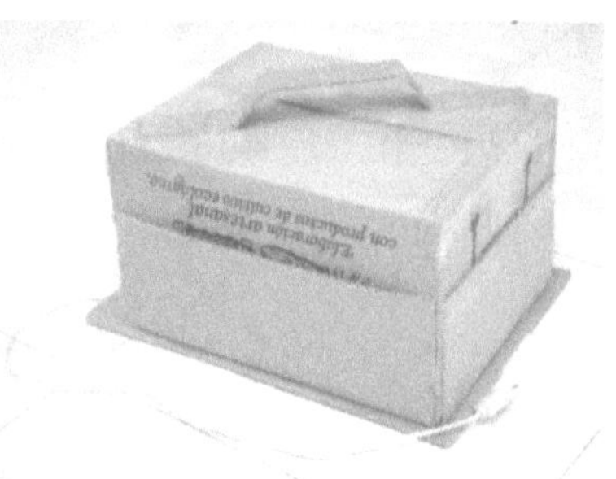

Maintenant nous pouvons nous fabriquer une couveuse maison qui nous chauffe et garde chaud tout récipient contenant de l'eau de mer, sans que le récipient se chauffe au-dessus de 44 degrés.

Pour ce faire nous mettons dans une boîte en carton une ampoule et un thermostat d'ambiance, ceux utilisés pour le chauffage. Nous le connectons de sorte que l'ampoule s'allume (et donc chauffe), uniquement quand la température est inférieure à la température choisie sur le thermostat.

La boîte doit être suffisamment grande pour contenir l'ampoule, le thermostat et le récipient que nous voulons chauffer.

Il faut que l'ampoule soit posée sur une assiette de telle sorte qu'elle ne soit pas en contact avec le carton pour que celui-ci ne prenne pas feu.

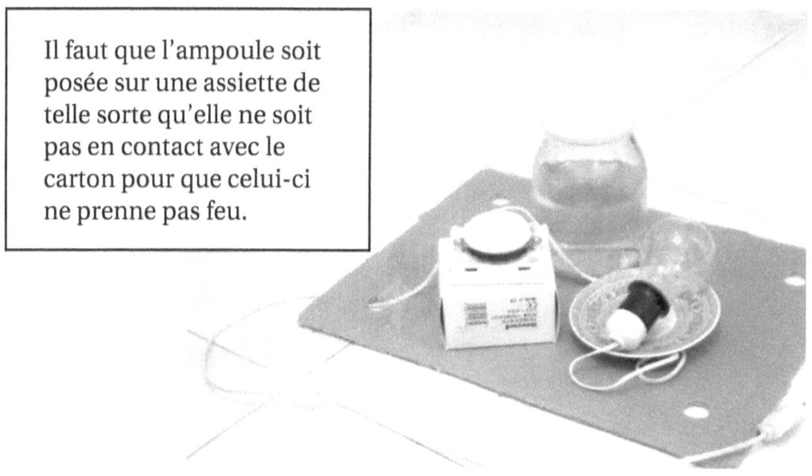

Grâce à cela nous pouvons chauffer et maintenir la température de n'importe quelle chose jusqu'à 30 degrés : nous pouvons faire du yaourt, de la pâte a pain, germer des grains en hiver,... ou couver des œufs.

Thermomètre à infrarouge (pyromètre)

Il existe des thermomètres qui mesurent la température d'objets sans les toucher. Ils mesurent à distance.

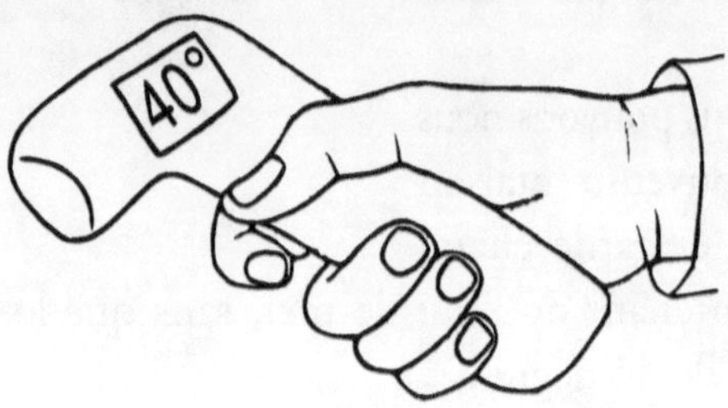

On les appelle « thermomètres à infrarouge » ou « pyromètres ». Ils mesurent la quantité de chaleur qu'un objet émet et ainsi ils en connaissent la température.

Ainsi fonctionnent les thermomètres sans contact pour bébés. Ils n'émettent pas de radiations. Ils reçoivent juste de la chaleur et affichent la température sur l'écran.

On les trouve dans des magasins d'électronique ou sur internet (www.pce-france.fr, modèle PCE-777, plus ou moins 25 €).

Ils ne sont pas très précis (plus ou moins 2 degrés), mais pour mesurer la température d'aliments ou de boissons, c'est suffisant.

Ils sont aussi utiles en cuisine pour ne pas réchauffer trop les aliments et ensuite devoir attendre qu'ils refroidissent. Si nous les chauffons à plus de 44 degrés, nous nous brûlons en les mangeant.

Ils sont aussi utiles pour l'isolation de la maison, pour voir par où entre le froid ou sort la chaleur.

Bibliographie

Textes

[1] *Eau de mer, milieu organique*. Livre III : L'eau de mer en thérapeutique. René Quinton. On peut consulter sur le web de la Bibliothèque Nationale de France à :

gallica.bnf.fr/ark:/12148/bpt6k746094
[1a] : p. 459
[1b] : p. 465-466
[1c] : p. 460

[2] *Le Secret de nos origines* : Les Vertus curatives de l'eau de mer révélées par René Quinton. André Mahé. Courrier du Livre (1993).

[3] *Dictionnaire Vidal*. Edition de 1975. On peut consulter l'entrée sur le Plasma de Quinton à :

www.oceanplasma.org/documents/vidalf.html

[4] *Livre du Dr Adler*. (en espagnol) On peut télécharger depuis le site internet de ce livre (martin13.fr).

[5] *El poder curativo del agua de mar*. Nutrición orgánica. Ángel Gracia, Héctor Bustos, Morales i Torres, 2004.
On peut obtenir aussi l'information sur l'accident de Miami en 2000 à :

www.martin13.com/beber-agua-de-mar-beneficios/
la-contaminacion-del-mar-por-plasticos-y-otros.html

[6] *La cure marine loin du littoral*. L.H. Goizet 1871. On peut consulter à la Bibliothèque Nationale de France.

Références sur internet

Gallica.bnf.fr

Site de la Bibliothèque Nationale de France. Où se trouvent des livres numérisés des pionniers français dans l'usage médicinal de l'eau de mer, des siècles XIX et principes du XXe.

Réseaux P2P

Où nous pouvons trouver beaucoup d'informations et quelques unes qui ne se trouvent pas sous une autre forme. Les plus connues sont eMule et Kademlia.

www.martin13.fr (le site internet de ce livre)

Où sont données des explications sur les informations mentionnées dans ce livre (sur le sucre, le sel, etc.)

Le courrier électronique de l'auteur est :

francisco@martin13.fr

Table des matières

Laus Deo

Boire de l'eau de mer
En tenant compte des découvertes du Dr Hamer sur l'auto-guérison

1ère édition : janvier 2018

Titre originale : Beber agua de mar. Teniendo en cuenta las leyes del Dr. Hamer
sobre la autocuración.
Traduction : Joël R. Roser
Couverture : Enrique Iborra
Photo de 4ème de couverture: Photogramme du vidéo du Dr Epineuze
sur youtube.
Mise en page avec logiciels libres: Scribus, Inkscape, Gimp et GNU/Linux.

francisco@martin13.fr
www.martin13.fr

ISBN : 9788412442328
Dépôt légal : février 2018

Cette édition est la traduction de la 5ème édition du livre en espagnol.
Grâce à la bonne disposition de l'éditeur en espagnol,
chaque édition comporte des améliorations sur la précédente.
Chaque édition ultérieure en français comportera, si Dieu le veut,
toutes les améliorations contenues dans la version espagnole
la plus récente.